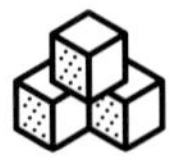

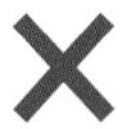

이 책에 나온 요리에서는
밀가루, 설탕, 쌀을
사용하지 않았습니다.

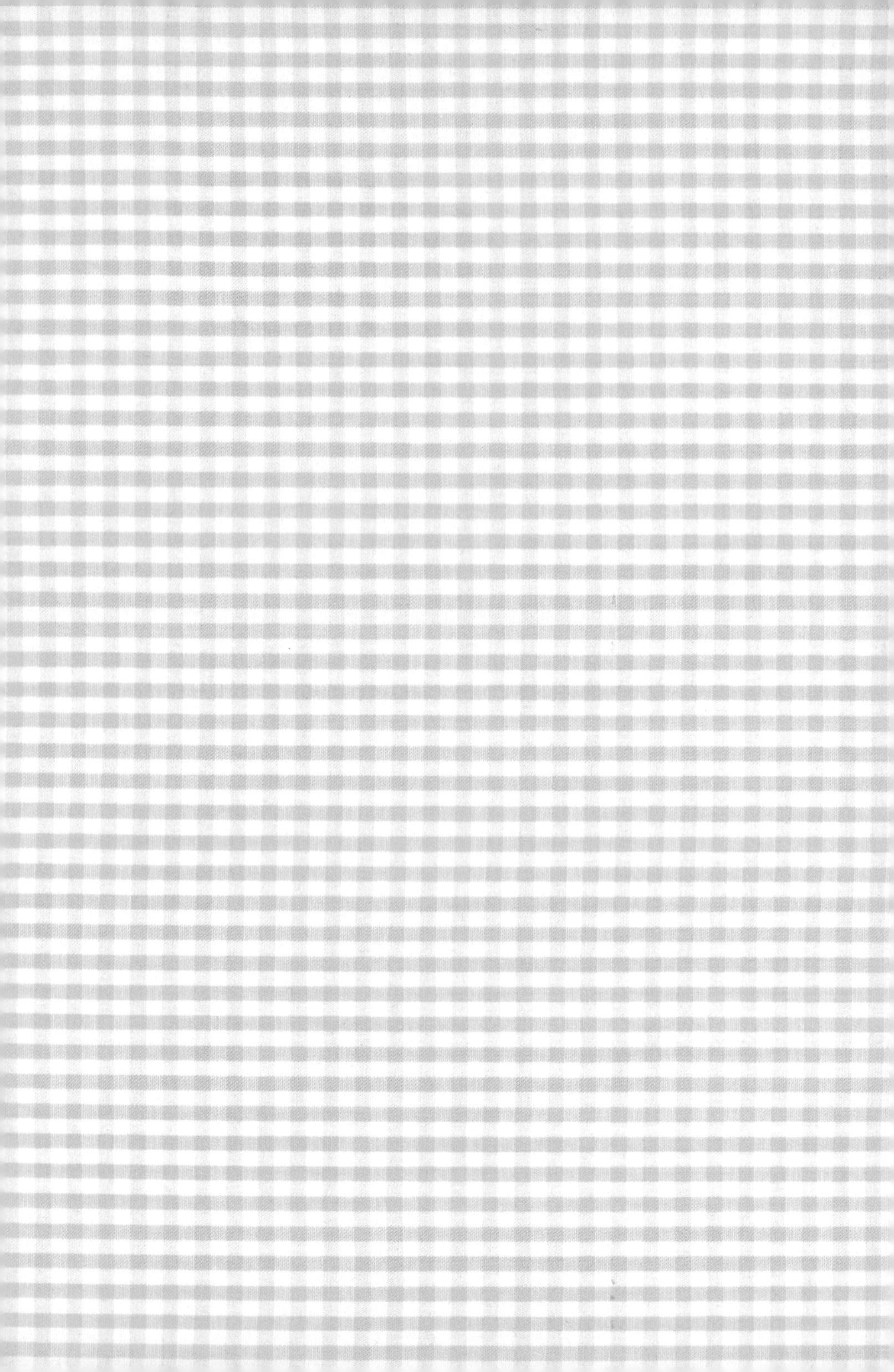

당을 끊는 레시피

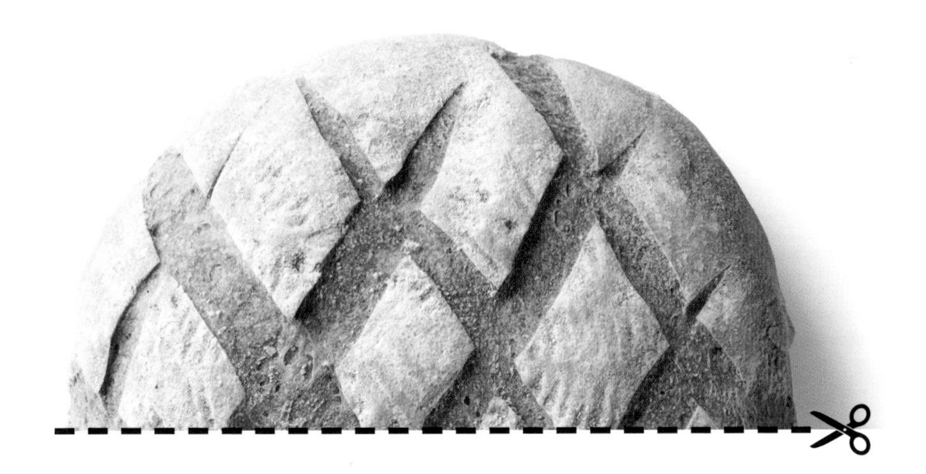

당을 끊는 레시피

허지혜 지음

한 끼 당질 10g 이하로 먹는 한 그릇 요리

솔트앤씨드

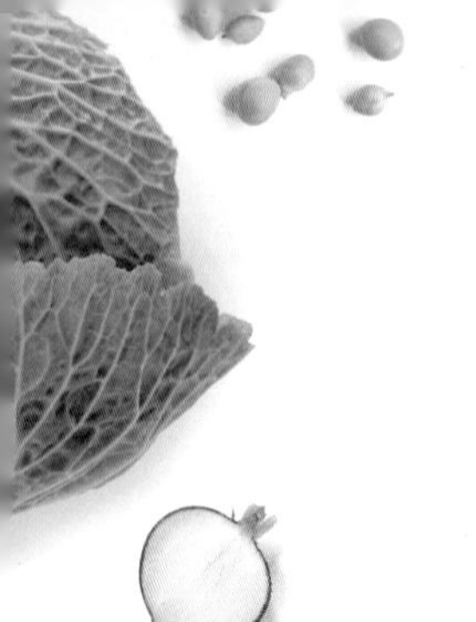

개정판 서문

건강한 삶을 위해, 좀 더 편안한 선택을 위해

알게 모르게 탄수화물을 과다 섭취하고 있는 현대인들은 유난히 여기저기 아픈 데가 많습니다. 당뇨, 고혈압, 혈관 질환, 복부비만, 몸속 염증의 지속적인 발생과 자가면역질환 등은 탄수화물 과다 섭취가 원인이라고 지목받고 있는 질병이나 증상들입니다. 2015년 『당을 끊는 레시피』를 처음 출간할 당시만 해도 그다지 알려지지 않았던 이야기들이 지금은 보편적인 이야기가 된 느낌입니다.

『당을 끊는 레시피』 출간 이후 다이어트 식품에 대한 푸드스타일링 의뢰를 많이 받았습니다. 다이어트 관련 도시락이며, 닭가슴살은 기본이고 곤약을 이용한 제품 등이 쏟아져 나왔습니다. 저희 책에서 곤약을 이용한 곤약밥을 기본 레시피로 넣을 때만 해도, 독자들의 반응이 어떨까, 과연 좋아하실까 염려가 되었는데 그 사이 시중에 곤약쌀, 곤약떡볶이, 곤약면, 곤약젤리 등 여러 가지 형태의 곤약 제품이 더욱 다양하게 응용되어 나오는 걸 보면서, 저탄수화물 식사가 대중적으로 거부감 없이 자리하고 있구나 느끼고 있습니다.

저희 책에서 단맛을 더해주는 설탕 대체 감미료로 라칸토S가 나오는데, 설탕과 사용량이나 맛이 거의 똑같아서 편리하게 쓸 수 있는 반면 시중에 재고가 없는 상태일 때도 있어서 일반 대중들이 쉽게 구하기가 어려운 문제가 있었습니다. 가격 부담도 꽤 있었는데 그 외에 단맛을 내기 위한 대체품으로는 스테비아, 감초 등의 선택지가 있었습니다. 그런데 출간 후에 제가 발견한 대체품으로 수국차(이슬차 또는 감로차)가 있습니다. 우리가 흔히 아는 수국꽃이 아닙니다. 수국꽃은 독성이 있다고 하니 주의해야 합니다. '수국차' 또는 '차수국'이라고 해서 차를 만드는 잎이 따로 있고 이것을 말린 차입니다.

어느 날 우연히 수국차를 접하게 되었는데, 알고 보니 수국차는 천연감미료로 알려져 있었습니다. 입안에서 맴도는 맛 이상으로 단맛이 강한 차였습니다. 그래서 어쩌면 이 차를 요리에 응용할 수도 있겠다 생각했습니다. 수국차 자체에 약간의 향이 있기는 하지만, 단맛을 뽑아내서 더하기엔 충분히 응용 가능한 설탕 대체식품이라고 봅니다. 다만, 차를 물에 넣고 끓이는 방법으로는 쓴맛이 우러나기 때문에 단맛을 얻어내는 방법이 중요

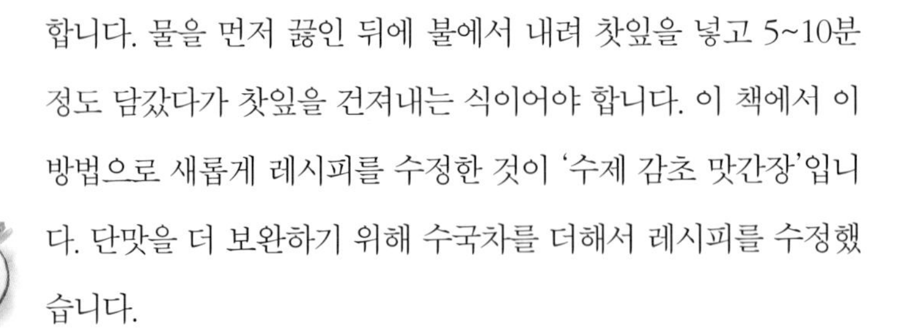

합니다. 물을 먼저 끓인 뒤에 불에서 내려 찻잎을 넣고 5~10분 정도 담갔다가 찻잎을 건져내는 식이어야 합니다. 이 책에서 이 방법으로 새롭게 레시피를 수정한 것이 '수제 감초 맛간장'입니다. 단맛을 더 보완하기 위해 수국차를 더해서 레시피를 수정했습니다.

『당을 끊는 레시피』 개발을 처음 시작했을 때는 저당식을 돕는 식자재들이 많이 없었기 때문에 어려움을 겪던 생각이 납니다. 결국엔 아이디어들을 정리할 수 있었고, 많은 독자분들의 식이요법 다이어트에 도움을 줄 수 있어서 다행이었습니다.

그런데 기본 요리 포함해서 메뉴가 너무 많다 보니까 지금 당장 실행할 만한 메뉴를 찾기가 어렵고 결정장애를 일으킨다는 의견도 있었습니다. 책의 판형이 너무 크다 보니까 손쉽게 자주 꺼내서 펴들기는 쉽지 않아 좀 아쉽다는 의견도 있었습니다. 『당을 끊는 식사법』이라는 책을 본 후에 이 책을 실행편으로 삼는 분들도 많은데, 같은 판형으로 돼 있으면 좋겠다는 의견도 있었습니다.

『당을 끊는 식사법』에서는 당질이 몸에서 어떤 영향을 미치는지 직접 체험해 보기 위해 3일간 완전한 당끊기를 해볼 것을 권하는데, 막상 저당식을 해보니 먹는 양이 확 줄어서 생각보다 당끊기 메뉴가 그리 많을 필요는 없다는 의견도 많았습니다.

나중에 보니까 어떤 메뉴는 재료를 구하기가 쉽지 않다는 의견도 있었고, 어떤 메뉴는 다른 메뉴와 겹치는 듯한 인상을 주기도 했습니다. 또 어떤 메뉴는 레시피가 좀 흡족하지 않다고 느끼던 차에 다양한 분들의 의견을 받아들여 이번에 레시피를 재정비하여 『당을 끊는 레시피』의 개정판을 출간하게 되었습니다. 기본 메뉴 11개와 함께 인기 메뉴 32개를 엄선했고 판형도 손이 자주 갈 만한 가벼운 크기로 바꿨습니다.

몇 년 사이에 저탄수화물 식사에 대한 인식이 많이 변해서 가까운 마트에만 가도 두부국수, 곤약쌀, 스테비아 등을 쉽게 구입할 수 있는 환경이 되었습니다. 덕분에 선택의 폭이 조금은 다양해진 것 같아 다행이라는 생각이 듭니다. 밀가루, 전분, 설탕 등이 첨가된 음식들은 여전히 우리 주변에 널려 있어 나도 모르게 먹게 되는 일이 많지만, 건강을 위해 뭔가 노력을 해볼 수 있는 여지가 생긴 겁니다. 새로운 『당을 끊는 레시피』도 건강한 삶을 위한 독자분들의 선택과 실천에 좀 더 도움이 되길 기원해 봅니다.

푸드스타일리스트 허지혜

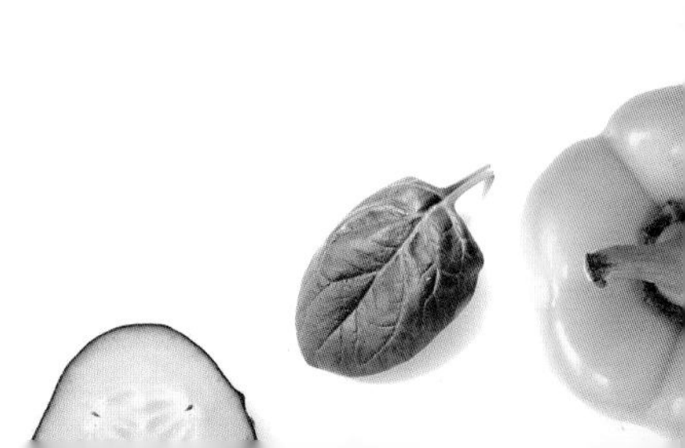

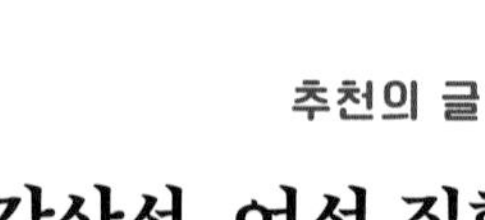

추천의 글

갑상선, 여성 질환, 당뇨엔 저당식을 해보세요

저희 한의원에 오시는 많은 분들이 이런 질문을 합니다. "어떤 것을 먹어야 좋은가요?" 주로 갑상선 질환, 여성 질환, 당뇨 등으로 인해 생기는 체중과 관련된 증상들이 고민되기 때문입니다.

저는 하루 식사 중에서 저녁식사 정도는 탄수화물을 드시지 말고 식물성 단백질 또는 동물성 단백질, 그리고 야채를 드실 것을 권해 드립니다. 그리고 단백질을 조리할 때는 설탕이나 소금 간을 하지 말고 그대로 찌거나 굽고, 야채 샐러드를 먹을 때도 드레싱은 조금만 하라고 말씀드립니다. 이런 식단만으로도 한 달에 2~3kg 정도는 어렵지 않게 감량되는 사례가 많았습니다.

『당을 끊는 식사법』이 한창 화제입니다. 비만이나 당뇨병으로 많은 사람들이 이미 걱정을 하고 있고, 치료에 대해서도 많은 고민을 하고 있습니다. 당을 끊고 단백질과 야채 위주로 하는 식사법을 따라해서 당뇨가 호전됐다는 얘기도 많이 들립니다.

필요 이상의 당이 혈액 속에 있게 되면 당 중간대사물의 농도가 증가하여 혈액 내 아미노산, 지질 등과 결합합니다. 이를 최종당화산물(AGE)이라 부르는데, 이는 혈관 벽에 염증을 유발하고 동맥경화, 말초혈관장애 등을 일으켜 당뇨병을 악화시킬 수 있습니다.

현실적으로 하루 세 끼 전부를 단백질로 섭취하는 것은 쉽지 않습니다. 한국인의 특성상 밥을 먹지 않으면 식사를 하지 않은 것 같이 느끼는 경향이 있고, 사회생활을 하면서 탄수화물을 뺀 점심식사에서 벗어나기는 어렵습니다. 그렇다면 적어도 하루 한 끼를 선택해서 당질에서 자유로운 식사를 시도하는 것이 어떨까요? 서서히 당질에서 벗어나는 습관을 만드는 데 좋은 시도가 될 것이라고 생각합니다.

그런데 막상 당질에서 벗어난 식사를 시도한다고 해도 한정된 조리법으로만 먹다 보면 금방 질리기 쉽기 때문에 한계에 부딪혀 버리고 말 겁니다. 이 책 『당을 끊는 레시피』는 한국인의 실상에 근거한 식단과 조리법을 바탕으로 요리 전문가가 제안한 메뉴들을 담고 있기 때문에, 정말 반가운 책이 아닐 수 없습니다. 각각의 메뉴마다 당질의 양도 계산해 놓는 정성이 들어가 있습니다.

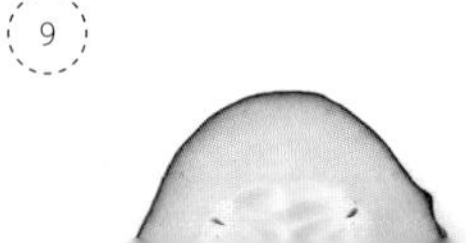

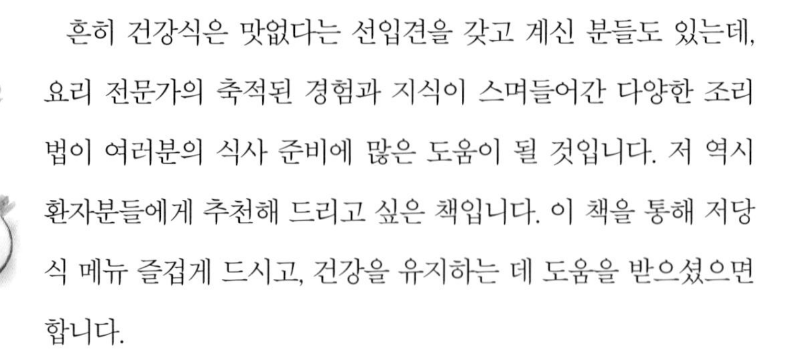

흔히 건강식은 맛없다는 선입견을 갖고 계신 분들도 있는데, 요리 전문가의 축적된 경험과 지식이 스며들어간 다양한 조리법이 여러분의 식사 준비에 많은 도움이 될 것입니다. 저 역시 환자분들에게 추천해 드리고 싶은 책입니다. 이 책을 통해 저당식 메뉴 즐겁게 드시고, 건강을 유지하는 데 도움을 받으셨으면 합니다.

이희재

더의선한의원 원장, 『미나리를 드셔야겠습니다』 저자

추천의 글

밥은 더 이상 보약이 아닙니다

탄수화물의 대표 격인 '밥'을 사람들은 '보약'이라고 불러왔습니다. 그러나 현재의 대한민국 사람들은 극소수를 제외한 대부분의 사람들이 영양 과잉의 상태입니다. 자세히 이야기하면 탄수화물 섭취 과다인 경우가 대부분입니다. 그리고 탄수화물 섭취 과다는 다양한 생활습관병과 자가면역질환의 중요한 원인이 되고 있습니다. 시대와 환경이 바뀌었지요. 그러니 이제 '밥'을 더 이상 '보약'이라고 부르기엔 민망합니다.

30여 년 전만 해도 먹을거리가 다양하지 않고 풍부하지 않았기 때문에 과음, 과식이 병의 원인이 되는 경우는 당뇨 등의 일부 질환을 제외하고는 거의 없었습니다. 하지만 요즘은 당뇨로 고생하는 분들이 아주 많아지고 있습니다. 심지어 소아들도 당뇨

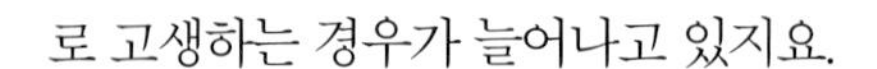

로 고생하는 경우가 늘어나고 있지요.

더불어 현재 대한민국과 서구 선진국들은 다양한 알러지나 자가면역질환으로 고생하고 있습니다. 특별한 치료법도 없어 대증적으로 처방을 하고 있을 뿐 근본적인 치료는 어려워하고 있는 것이 현실입니다. 이러한 질환을 진료하다 보면 과음, 과식을 하는 경우 병의 증상이 심해지는 것을 자주 볼 수 있습니다.

근래 한국에 소개됐던 니시와키 슌지의 『당을 끊는 식사법』이라는 책은 한의학적 관점에서 보면 한의학의 기본 원리에 충실하고 현실을 직시한 책입니다. 그러나 원리는 이해되는 반면 우리나라 사람들의 입맛에 맞는 레시피로 변형을 하기에는 어려움이 많았습니다. 저도 치료를 할 때 몇 가지 정해진 요리를 환자들에게 권장하고는 있습니다. 하지만 다양한 연령과 기호에 따라 다양한 요리를 권해 드리지 못해, 환자 분들이 지겨워하시는 모습을 많이 봤습니다. 레시피가 다양하지 못하니 음식 치료에 어려움이 있어 애를 태운 적이 많았습니다.

그래서 이 책 『당을 끊는 레시피』의 출간은 저에게 반가운 희소식이었습니다. 각종 현대병으로 고생하는 분들을 진료하는 제게도 많은 도움이 될 것 같습니다. 그리고 탄수화물 중독으로 힘들어하는 많은 분들과 탄수화물 과잉으로 인한 만성질환에서 벗어나지 못하는 분들에게 아주 많은 도움이 될 것입니다.

특히 돼지고기 요리와 '멍게 두부비빔밥'은 평소에 제가 즐겨 먹는 것들과 아주 흡사해서 더 자주 먹어야 할 것 같습니다. 건강에 도움이 되면서도 맛있는 레시피를 만들어주신 저자 분과 출판사에 개인적으로 감사를 드려야 할 것 같습니다.

이권세

경희한의원 원장, 『좋은 지방이 내 몸을 바꾼다』 공동 저자

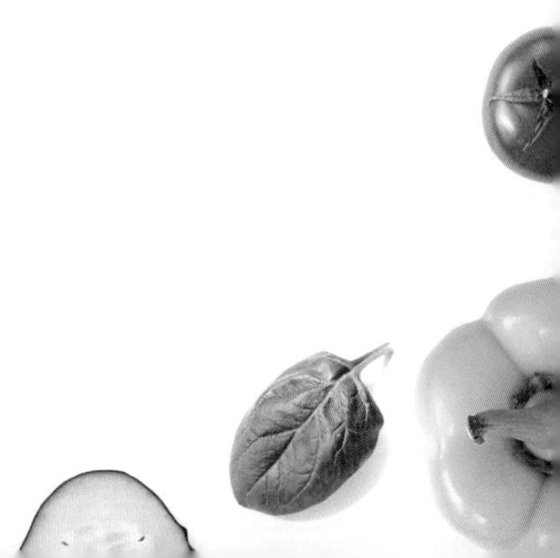

에디터 C의 체험담

두통과 무기력, '당을 끊는 식사법'으로 해방되다!

현대를 살아가는 사람들은 집중을 잘 하지 못합니다. 꼭 입어야 하는 속옷이라도 된 양 몸에 지니고 있지 않으면 이상하게 안절부절하게 되는 스마트폰의 영향 때문이라고도 하고, 보지도 않는데 집에만 가면 늘상 켜놓고 있는 TV나 인터넷 때문이라고도 합니다. 거기다가 미세먼지 탓인지 비염이나 아토피 같은 질병 때문에 일상이 평화롭지 못하고 괴로운 경우도 있습니다.

저도 비염이 있습니다. 처음 비염이 생긴 것은 아마도 서른 살 때였던 것 같습니다. 그때부터 이상하게 눈이 가려웠거든요. 그때는 화장품 알레르기일 거라고 생각했지만 눈 가려움증이 비염 증상이라는 것은 그후로부터 10년쯤 지난 후에야 알게 되었습니다. 셋째아이를 임신한 후부터 비염 증상은 환절기뿐 아니라 사시사철 괴롭히며 수시로 두통까지 유발하는, 일상을 방해하는 질병이 되었습니다. 두통이 심해서 뇌에 이상이 있나 싶어 건강검진할 때 CT 촬영도 해봤는데 그 문제는 아니었죠. 증상이 극심해진 후로는 냄새를 잘 맡지 못해, 와인을 배우려 하다가도 향은 모르고 맛만 봐야 하니 재미가 없어져서 포기하는 일도 있었습니다.

또 비염으로 인한 두통은 임신 빈혈로 인한 두통으로 이어졌는데, 그러다가 두통이 일상의 평화를 통째로 집어삼키는 일이 일어났습니다. 2012년 9월 갑상선암 수술을 받게 된 것이 그 계기였습니다. 그 당시 착한 암이네 어쩌네 하면서 질병 취급도 안 해주던 바로 그것입니다. 자각증상 없이 우연히 발견된 것이었는데 참 빨리도 수술 날짜를 잡아주더군요. 몸의 신체 기관을 완전히 도려내는데 이틀 후에 수술을 하라는데 참 황당하고 당혹스러울 정도였지요. 퇴화된 기관도 아니고 호르몬을 관장하는 기관인데 별다른 설명도 듣지 못한 채로 말이죠.

그 수술은 제 인생을 완전히 뒤바꿔놓았습니다. 흔히 인생이 바뀌었다고 하면 좋은 쪽을 연상하지만 저의 경우는 그게 아니었습니다. 살이 찌는 건 기본에다가 몸이 점점 굳어갔습니다. 아침에 눈을 뜨면 손가락, 발가락부터 서서히 움직여보다가 몸 전체를 일으키는 데 15분 이상은 족히 걸렸습니다. 의식은 맑은데 몸이 마비된 환자의 기분을 알 것도 같았습니다.

어쩌면 매일 운동을 열심히 했다면 괜찮았을지도 모르겠습니다. 하지만 일상은 계속되어야 했고 세 아이를 돌보고 일까지 해야 했던 저에게 운동할 짬을 낸다는 건 남북통일보다 어려운 일이었습니다. 어쩌다 마음먹고 아이들이 제 몸에 올라탈 것을 감안하면서도 30분 정도 요가를 시도하는 날도 있었지만, 효과는 오래가지 않았습니다. 요가를 하면 하루는 상쾌해야 하는데, 아니 적어도 반나절은 몸이 시원해야 하는데 그게 불과 1시간도 안 돼서 몸이 다시 굳었으니까요.

수술 후 1년쯤 지날 때까지 저는 두통을 해결하기 위해 빈혈약을 열심히 먹었습니다. 그런데 이후 빈혈 수치가 정상으로 돌아왔는데도 두통은 나아지지 않았습니다. 오히려 하루 중 두통이 시작되는 시각이 점점 앞으로 당겨졌습니다. 오후 2시만 되면 머리가 너무 아파서 아무것도 할 수 없고 일에 집중할 수 없는 상태가 계속되었습니다. '이건 살아 있는 게 아니야. 내 몸은 좀비 같아'라고 매일 생각했지요.

그러다가 우연한 기회에 보게 된 책이 『당을 끊는 식사법』이었습니다(출판편집자인 제가 본 책은 제목이 『断糖のすすめ』라고 돼 있는 일본 책이었습니다. 일본은 당질제한식이 발달해서 관련 책이 꽤 많습니다). 당시 저는 혈당수치가 당뇨병 경계선에 이르렀고 세 달마다 체크하는 다음 피검사에서 수치가 또 다시 경계선을 넘어가면 당뇨병 판정을 내릴 수밖에 없다는 의사의 말을 들은 후였습니다. 갑상선을 절제한 환자들은 신지로이드라는 약을 평생 먹어야 하는데, 이 약을 먹고 있는 여러 환자들의 사례들을 살펴

본 결과 신지로이드를 먹더라도 갑상선 절제 후에는 당대사에 문제가 생기거나 순환기계 장애가 생길 가능성이 높아지는 건 아닌가 혼자 의심하고 있던 차였습니다. 저는 즉시 제 몸에 '당 끊기'를 실험해 보았습니다. 일단은 주스와 커피, 빵과 과자, 수박을 제외한 모든 과일을 끊었습니다(당시가 여름이었는데 몸이 뜨거워서 수박만은 도저히 포기할 수 없었거든요). 밥은 현미로 먹고 육류 반찬을 열심히 챙겨먹었습니다(이때는 당 끊기가 아니라 당질제한식을 한 셈이죠). 두 달 후 '임신, 출산으로 찐 살은 절대 빠지지 않아'라는 저의 편견은 여지없이 깨졌습니다. 올라갈 줄만 알았지 절대 내려가지는 않을 것 같았던 체중이 줄어드는 게 정말 신기하더군요. 이 사실을 빨리 세상에 알리고 싶었습니다. 한국어판 출간을 결정하고 출간 전 이벤트로 당 끊기 체험에 참여할 사람을 모았고, 저도 참여했지요.

제가 비타민C를 복용하다가 위염이 심해져서 중단한 적이 있는데, 육류 위주의 식사를 하면서 위장이 버텨줄까 싶은 걱정을 했지만 결과는 대만족이었습니다. 6일간 2kg가 빠졌고 오로지 내 몸에만 집중하고 나를 챙기면서 생활습관을 돌아보는 힐링의 시간이 되었습니다. 정말로 살이 빠지는가, 하는 점을 증명하는 것이 1차 목적이었는데 생각지 못했던 다른 부분들까지 좋아지는 효과가 있었습니다. 일단 머리가 맑아지고 두통이 없어져서 일상에 활력이 생겼습니다. 위염이 없어져서 속이 편안해지는 효과가 있었고, 콧속이 갈라져서 피가 나고 눈이 가렵던 비염 증상이 사라졌습니다.

당시의 제 상태는 지금 생각하면 솔직히 심각한 우울 상태였습니다. '내가 몇 년이나 살 수 있을까? 내가 10년 이상 목숨을 부지한다 해도 살아 있는 인간이라고 말할 수 있을까, 이렇게 아무것도 할 수 없는데? 지금 당장 죽는다고 해도 하나도 이상할 게 없구나. 우울증은 의욕이 없고 의지가 없는 사람에게 오는 건 줄 알았더니 그게 아니네. 출판편집자로 일하기 시작한 이후로 나는 단 한시도 의욕이 없었던 적이 없는데.'

그런 생각으로 꽉 차 있던 제가 지금은 심리적 안정을 찾았습니다. 당 끊기를 하는 동안 몸이 어떻게 편안해지는지 알았으니까요. 그렇게 저에게 맞는 건강 정보를 하나씩 하나씩 직접 체험하면서 찾아가다 보면 제 몸도 제 일상생활도 훨씬 나아지겠지, 생각하게 되었습니다.

이후로 저의 식생활은 단백질을 섭취하기 위한 식단으로 바뀌었습니다. 아침 식사는 두부밥 같은 간단히 먹을 수 있는 당 끊기 메뉴가 되었죠. 『당을 끊는 식사법』의 저자인 의사는 몇 년째 당 끊기를 하고 있다지만 저의 경우는 직접 챙겨 먹기가 힘들고 식비가 많이 들어서, 1년 내내 삼시 세끼를 모두 당 끊기 메뉴로 먹기엔 무리라는 생각이 들었습니다. 그 옛날 유럽에서도 귀족은 고기를 먹고 농노들은 빵을 먹었다죠. 그렇지만 이젠 나도 모르게 먹게 되는 당질의 양을 통제할 수 있을 것 같습니다. 너무나 컨디션이 좋지 않을 때 3일간의 당 끊기로 회복될 수 있겠다는 희망도 얻었고요. 그리고 매달 3일을 정해서 당 끊기를 할 생각입니다. 이제는 이런 생각이 듭니다. 갑상선암 수술 이후에 후유증이 있었던 것은 어쩌면 '자신을 돌보면서 살라'는 계시였을지도 모른다고.

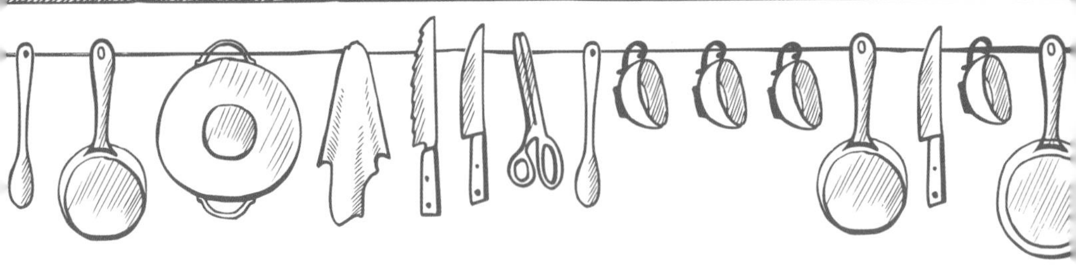

CONTENTS

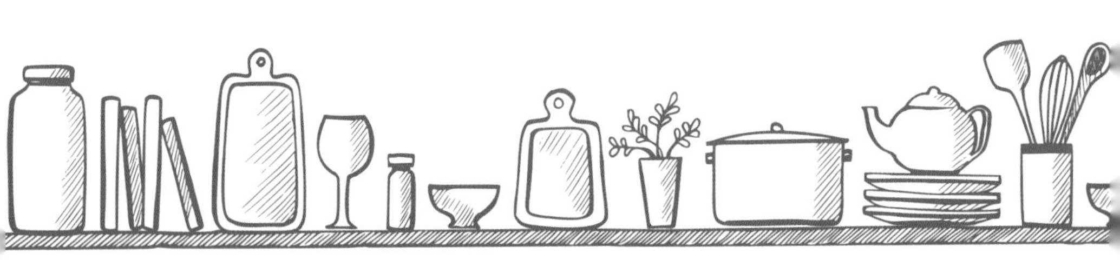

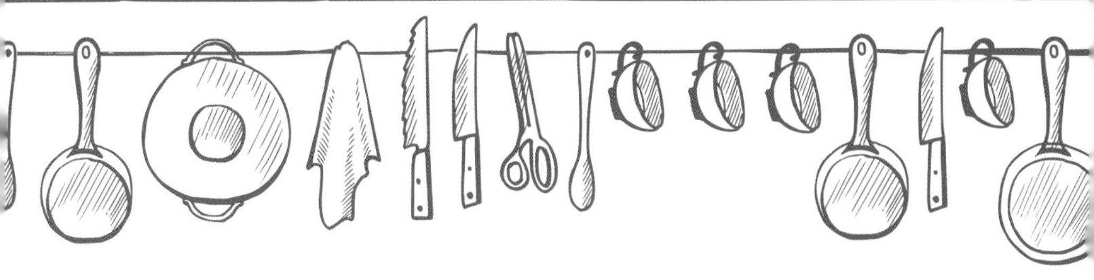

CHAPTER 1

초간단 기본 요리

CHAPTER 2

원기 충전! 소고기, 돼지고기 요리

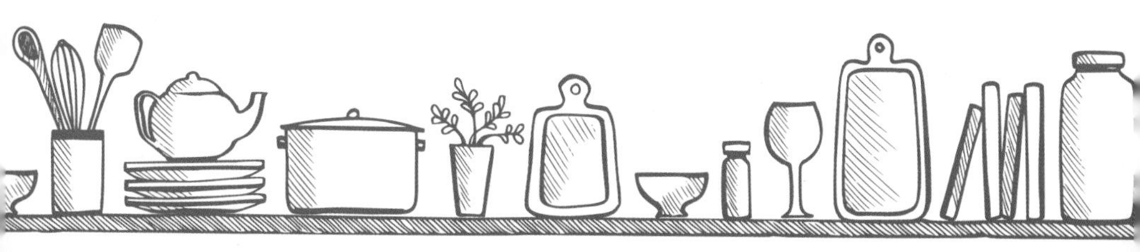

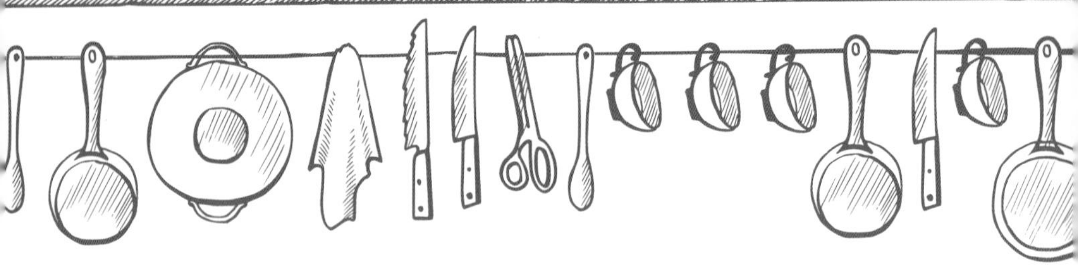

CHAPTER 3

고기가 지겨워질 때! 해물 요리

CHAPTER 4

든든한 별식! 닭고기, 오리고기 요리

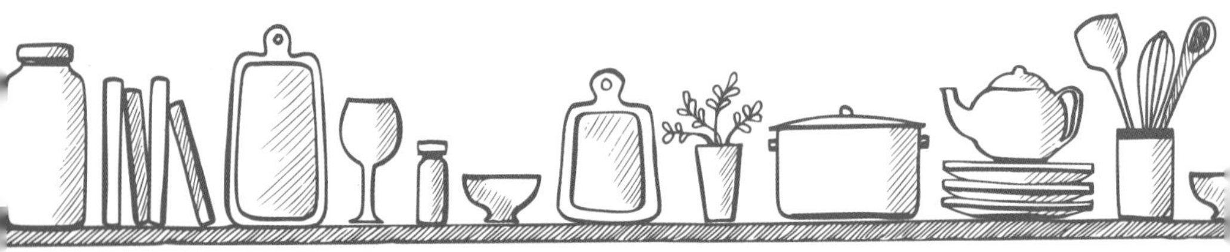

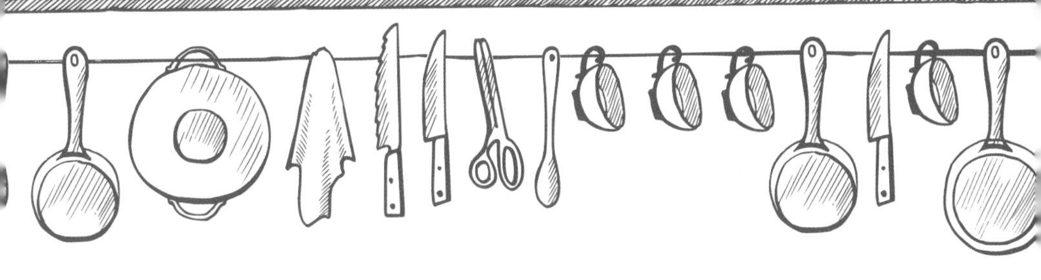

CHAPTER 5

가볍게 먹는 달걀, 두부 요리

● 조리 시간 20분을 안 넘는 초단간 요리 ●

● 설탕 없이 만드는 요리 ●

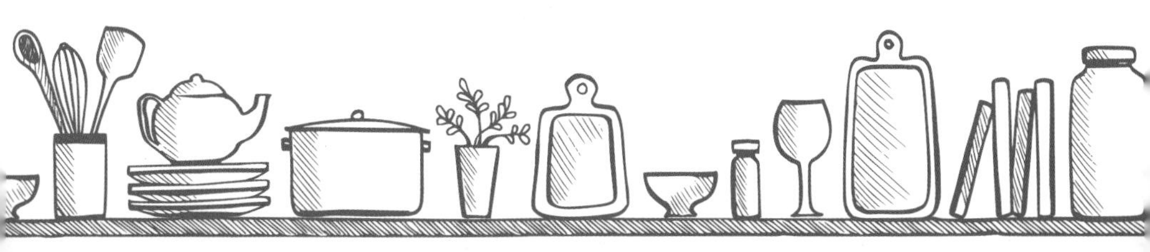

프롤로그

하루 한 끼라도 당 끊기 메뉴를 먹어보자

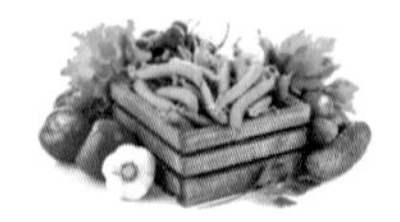

저는 사람들의 웃는 모습이 좋습니다. 사람들이 행복해하는 모습을 보면 저도 기분이 좋지요. 다른 사람의 행복한 모습 속에서 제 마음까지 치유될 때도 있음을 느낍니다. 그래서 세상은 더불어 사는 거라고 말하나 봅니다.

행복은 내가 지금 가진 것에 온전히 감사함에서 시작된다고 하지만, 몸이 안 좋을 때는 그렇게 생각하는 것이 쉽지가 않습니다. 최근 몇 년 동안 지인 몇몇 분들의 가슴 아픈 이별을 목도했습니다. 아직은 젊은 분들이지만 가족과의 영원한 이별을 경험한 것입니다. 이유는 모두 암으로 인한 사망이었습니다. 그 모습들을 보면서 이전에는 생각지 못했던 나의 건강, 가족의 건강, 그리고 가까운 사람들의 건강을 생각하게 되었습니다.

모든 성인병의 근본 요인은 과체중이라고 합니다. 저희 아버지도 그러신데요. 몇 년 전 그로 인한 고지혈증, 또 협심증 증세로 심장 혈관에 스텐트라는, 혈관을 넓혀주는 관을 심는 시술을 받으셨죠. 외할머니는 당뇨 증세가 있어서 평생 약을 드셔야 하고, 당 조절 때문에 음식을 마음껏 드시지 못합니다. 처음에 '당질 5g 이하, 당질 10g 이하의 레시피를 개발해 보자'는 출판사의 제의를 받고 결국 수락하게 된 이유가 바로 여기에 있습니다. 식품영양학을 전공하고 푸드 스타일리스트라는 직업에 종사하면서도 딸로서 외손녀로서, 제대로 된 식이조절 식단을 짜드려 본 적이 없었습니다. 늘 마음 한구석이 죄송하고 뭔가 해야 할 일을 못하고 있는 것 같은 마음이었는데, 『당을 끊는 레시피』 작업 덕분에 그 마음을 조금은 덮을 수 있을 것 같습니다.

레시피 개발 초기에는 사실 어려움도 많았습니다. 과연 한 끼 식사로 가능한 단품요리를 만드는데 쌀과 밀가루를 쓰지 않고도 맛있는 요리를 만드는 것이 가능할까? 우리가 자주 먹는 탄수화물 식품의 100g당 당질 함유량을 보면 흰쌀밥이 36g, 식빵 44g, 소면 25g, 당면 80g, 떡 49g가량입니다. 게다가 이걸 100g만 먹고 말진 않죠. 그러니 단맛을 내지 않고 당질 양을 제한해서 레시피를 짜는 일이 쉬운 일은 아니었습니다.

그래도 계속 연구하다 보니 당질을 제한해서 먹을 수 있는 방법을 터득하게 되었습니다. 우선, 『당을 끊는 레시피』에서는 쌀밥과 밀가루를 못 쓰는 대신 보슬보슬하게 짓는 두부밥이 있습니다. 쌀밥의 쫀쫀한 찰기와 입에 쫙쫙 붙는 단맛은 없지만, 내 몸을 생각하고 내 가족을 생각한다는 의미 부여를 꼭 하지 않아도 두부밥은 충분히 식감이 살아 있고 고소하니 맛있습니다.

게다가 고기, 생선, 해산물은 당질 함량이 거의 없어서 이번 레시피 개발을 하면서 아주 든든한 식재료가 되어 주었습니다. 한때 황제 다이어트라고 해서 고기만 먹는 다이어트법이 유행한 적이 있었는데 왜 그게 다이어트 비법이 될 수 있는지 저는 이번에 알게 되었습니다. 그렇다고 해서 '당을 끊는 식사법'을 황제 다이어트와 혼동하시면 곤란합니다. 원 푸드 다이어트와는 달리 '당을 끊는 식사법'은 여러 가지 단백질을 골고루 섭취하는 것이 가장 중요한 원칙이니까요.

『당을 끊는 레시피』는 일본인 의사 니시와키 슌지가 쓴 책 『당을 끊는 식사법』의 실천편과도 같은 책입니다. 일본에서는 당질제한 전문가가 많고 붐이 일었기 때문에 마음만 먹으면 당질제한이든 당 끊기든 언제든지 도움을 주는 제품들을 구할 수가 있습니다. 실제 이 의사가 권유하는 방법도 일본의 탄수화물 제한 연구소에서 개발한 당질 제로(0) 국수, 당질 제로 빵, 당질 제로 소스 등을 이용해서 요리해 먹는 것입니다. 이대로만 한다면야 어렵지 않게 당 끊기를 할 수 있을 것으로 보입니다. 하지만 한국에 사는 우리가 당 끊기를 해보자니 사실 막막한 부분들이 있었습니다. 저자가 권했던 당질 제로 천연 감미료의 경우는 인터넷에서 구하는 것이 가능했기 때문에, 설탕 대신 요리에 단맛을 더하는 것은 문제가 없었습니다. 하지만 밀기울의 경우 인터넷 구매는 가능했지만, 식이섬유가 다량 함유되어 꼭 필요한 영양이 풍부한 반면 생각과 달리 당질 제로는 아니어서, 이것만으로 국수나 부침개, 빵이나 과자를 만들어 먹을 수는 없었습니다. 그래도 다행히 지금은 이 부분이 해결되어 결국 메뉴 선택의 폭은 넓어졌습니다.

또, 우리나라 음식에는 양념이 많이 들어가는 편이라 이 부분에서도 난관에 부딪혔습니다. 양념 재료가 많이 들어가면 들어갈수록 당질 양은 높아지거든요. 그러다 보니 레시피를 짜면서 최소한으로 양념을 줄이는 데 정성을 기울였습니다. 음식은 양념 맛이 반이라는 사람도 많은데 참 어려웠지요. 마늘 한 톨도 당 조절 때문에 마음껏 쓸 수 없는 상황이었지만, 그 덕분에 요리의 맛은 군더더기 없이 깔끔해져서 레시피 테스트를 하면서 먹어볼 땐 오히려 걱정이 사라졌습니다.

저 또한 평소에 단것을 좋아하는 사람 중 한 명입니다. 레시피를 짜고, 요리 촬영을 하고 타이트하게 일을 해나가다 보니 저 또한 흔히 말하는 '당 떨어진다'는 순간이 자주 오더군요. 초콜릿과 달달한 과자에 자주 손이 갔음을 고백합니다. 그러니 저 또한 이 책『당을 끊는 레시피』가 필요한 독자이기도 합니다. 하루 세 끼가 힘들다면 하루 한 끼라도 나의 건강을 위해 당 끊기 메뉴를 먹는 것으로 식습관을 변화시켜야 할 1인입니다. 세계

보건기구(WHO)는 설탕을 비만의 주범으로 지목하면서 하루 필요한 당류를 50g에서 25g(성인 기준)으로 대폭 낮추어 발표했습니다. 그런데 우리가 하루에 먹는 당류가 과연 25g만 될까요? 여름철에 '××바'라고 이름붙은 아이스크림 하나만 먹어도 이 수치는 거뜬히 달성됩니다.

사실 막상 '당 끊기'를 하자면 막막한 생각이 들 겁니다. 고기요리를 먹더라도 매번 소금구이만 해서 먹다가는 질리기 십상일 겁니다. 그것이 건강식을 포기하게 만드는 원인이 되기도 하겠지요. 단기간의 다이어트 효과를 위해서 당 끊기에 도전하는 사람이라면 참고 먹으면 되겠지만, 건강상의 문제로 당 끊기에 관심을 가지고 있는 사람이라면 이 책이 반드시 도움이 될 거라고 생각합니다.

평소 저는 자연에서 온 것이 가장 좋은 것이라는 생각을 가지고 있습니다. 『당을 끊는 식사법』의 니시와키 슌지는 뿌리채소는 먹으면 안 되고 버섯은 먹어도 되고, 빨강 노랑 채소는 먹으면 안 되고 녹색 채소는 먹어도 된다, 라는 식으로 식재료를 종류별로 제한하고 있는데 이 방법에도 다소 무리가 있는 것으로 저는 보았습니다. 그래서 과일은 끊되 모든 야채를 제한 없이 써보자는 원칙을 세웠습니다. 물론 니시와키 슌지가 그런 방식을 권한 데에는 이유가 있었을 겁니다. 그가 정신과 의사라는 점을 감안했을 때 대중심리를 생각한 건 아닐까 싶기도 합니다. 또 한 가지 문제를 더 해결해 보자는 측면에서 저는 특정 야채를 먹지 않는 방식보다는 모든 야채를 먹되 하루에 먹는 당질 양을 제한하는 방식으로 발상을 바꿔봤습니다. 속쓰림 때문에 비타민C 보충제를 복용하다가 중단한 사람을 봤거든요. 이런 사람의 경우에는 비타민과 무기질 보충을 야채로 충분히 해줘야 건강상 무리가 없게 됩니다.

막막하게 여겨지는 당 끊기(또는 저당식), 물론 쉽지 않지만 이 책의 레시피 몇 가지만 따라해 보면 더 이상 당 끊기가 그리 어렵지만은 않게 느껴질 거라고 믿습니다. 제가 처음과 달리 나중엔 아이디어가 무궁무진해진 것처럼요. 다만 식재료마다 당 수치를 쫀쫀하게 계산하고 따져가며 계속해서 스트레스 받지는 말아주세요. 계속할 수 있다면 조금 느슨해져도 좋다고 생각하세요. 제가 당 수치를 계산할 때 기준으로 잡은 책이 있긴 하지만, 그 책에 적힌 실험 재료가 우리가 먹는 재료와 완전히 똑같을 수는 없습니다. 사실 무 하나만 예를 들어도 겨울 무와 여름 무는 당도가 다르니까요.

우선 이 책의 레시피 중 각자 만만해 보이는 것들을 골라 하나씩 해먹다 보면 자연스럽게 저당식을 먹는 감각이 생길 것이라고 생각합니다. 이 재료는 한 끼에 요 정도만 써야 해, 하는 감각도 생기겠지요. 사실 문제는 나도 모르게 당을 너무 많이 먹는 것이니까요. 그런 자신만의 감각과 노하우가 더해져 또 다른 레시피가 생겨나는 경우도 있을 겁니다. 그렇게 여러분의 식탁이 건강해지고 풍성해지기를 기원해 봅니다.

하루 한 끼라도 당 끊기 메뉴로 먹기! 저부터 도전하겠습니다. 건강하시고 행복해지세요!

푸드 스타일리스트 허지혜

당질 계산 이렇게 하세요

자주 쓰는 재료의 당질 양

이 책에서 당 또는 당질이란 원래 탄수화물에서 식이섬유를 뺀 성분을 말합니다. 하지만 식이섬유 함유량을 계산하는 것이 기술상 어렵기도 하고 상대적으로 소량이어서 당질 양은 곧 탄수화물 함유량을 의미하기도 합니다. 이중에서도 당류는 조미를 위해 첨가하는 백설탕, 물엿 같은 설탕류를 말합니다. 1인분 한 끼의 식사에서 어느 정도의 당질을 섭취하게 될까요? 이 책에서 자주 사용하는 식재료들의 당질 양을 계산해 보았습니다.

고기

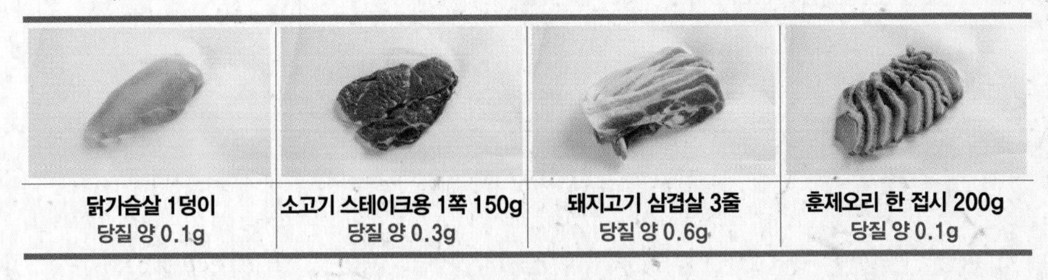

닭가슴살 1덩이 당질 양 0.1g

소고기 스테이크용 1쪽 150g 당질 양 0.3g

돼지고기 삼겹살 3줄 당질 양 0.6g

훈제오리 한 접시 200g 당질 양 0.1g

해산물

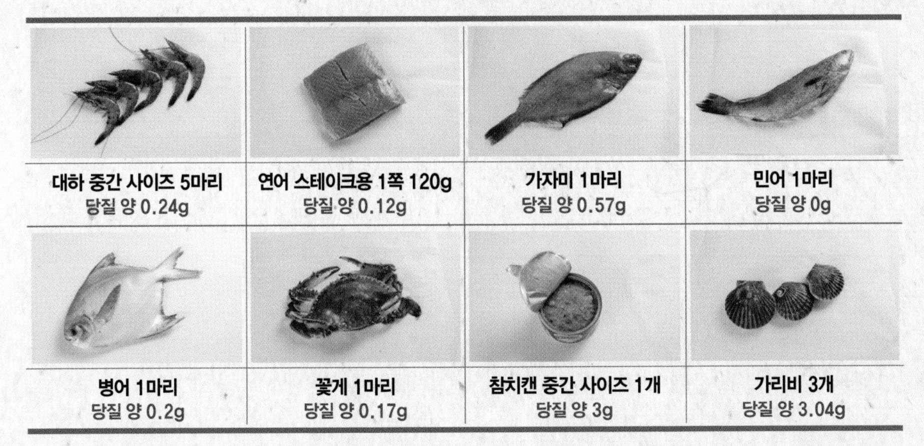

대하 중간 사이즈 5마리 당질 양 0.24g

연어 스테이크용 1쪽 120g 당질 양 0.12g

가자미 1마리 당질 양 0.57g

민어 1마리 당질 양 0g

병어 1마리 당질 양 0.2g

꽃게 1마리 당질 양 0.17g

참치캔 중간 사이즈 1개 당질 양 3g

가리비 3개 당질 양 3.04g

야채

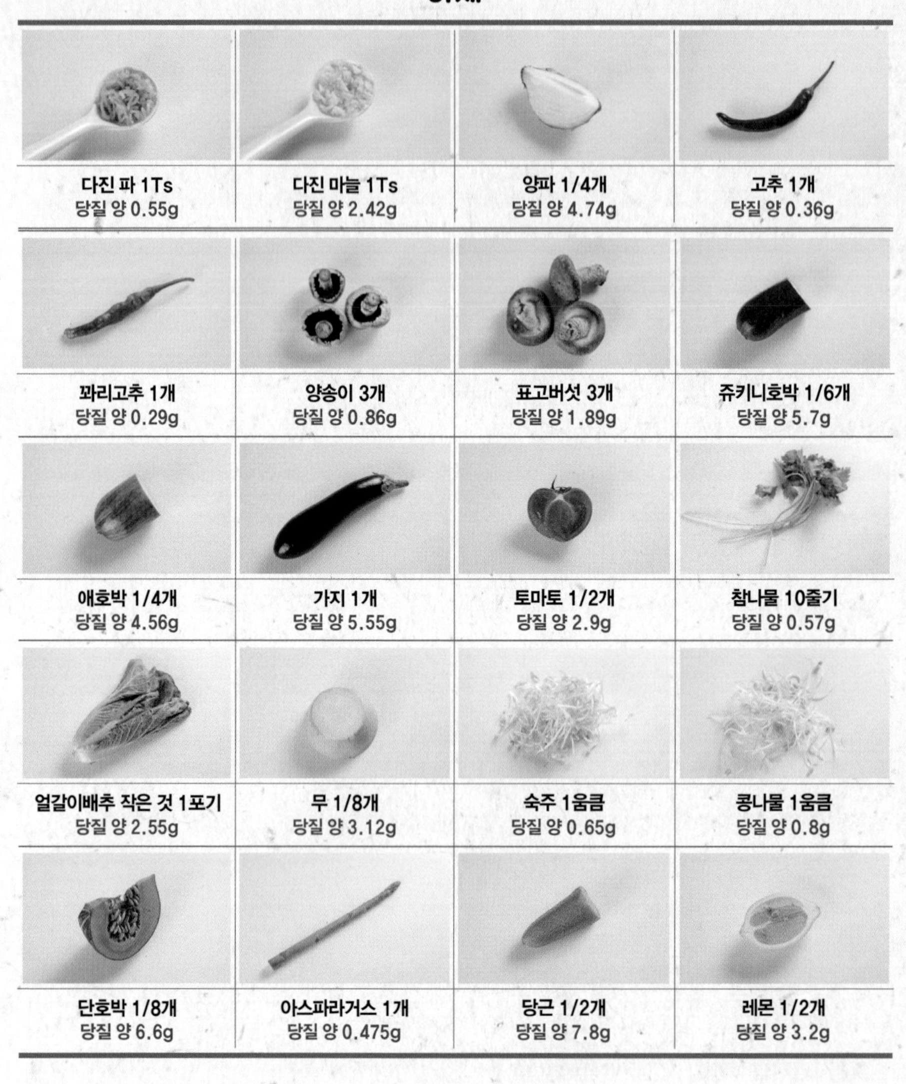

다진 파 1Ts
당질 양 0.55g

다진 마늘 1Ts
당질 양 2.42g

양파 1/4개
당질 양 4.74g

고추 1개
당질 양 0.36g

꽈리고추 1개
당질 양 0.29g

양송이 3개
당질 양 0.86g

표고버섯 3개
당질 양 1.89g

쥬키니호박 1/6개
당질 양 5.7g

애호박 1/4개
당질 양 4.56g

가지 1개
당질 양 5.55g

토마토 1/2개
당질 양 2.9g

참나물 10줄기
당질 양 0.57g

얼갈이배추 작은 것 1포기
당질 양 2.55g

무 1/8개
당질 양 3.12g

숙주 1움큼
당질 양 0.65g

콩나물 1움큼
당질 양 0.8g

단호박 1/8개
당질 양 6.6g

아스파라거스 1개
당질 양 0.475g

당근 1/2개
당질 양 7.8g

레몬 1/2개
당질 양 3.2g

기타

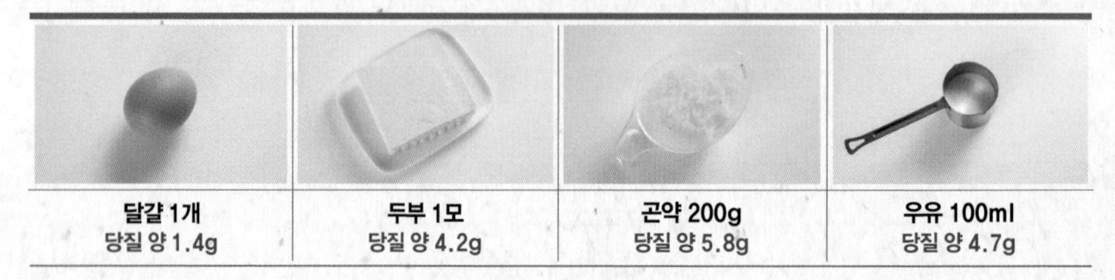

달걀 1개
당질 양 1.4g

두부 1모
당질 양 4.2g

곤약 200g
당질 양 5.8g

우유 100ml
당질 양 4.7g

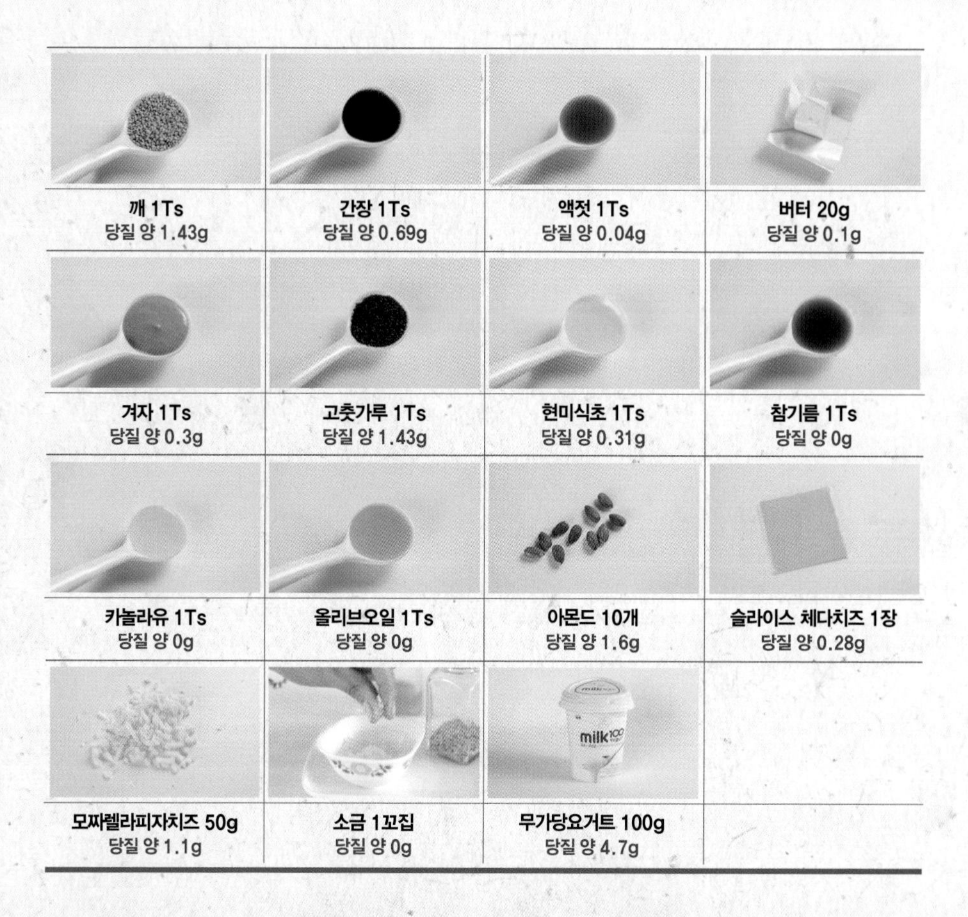

깨 1Ts 당질 양 1.43g	간장 1Ts 당질 양 0.69g	액젓 1Ts 당질 양 0.04g	버터 20g 당질 양 0.1g
겨자 1Ts 당질 양 0.3g	고춧가루 1Ts 당질 양 1.43g	현미식초 1Ts 당질 양 0.31g	참기름 1Ts 당질 양 0g
카놀라유 1Ts 당질 양 0g	올리브오일 1Ts 당질 양 0g	아몬드 10개 당질 양 1.6g	슬라이스 체다치즈 1장 당질 양 0.28g
모짜렐라피자치즈 50g 당질 양 1.1g	소금 1꼬집 당질 양 0g	무가당요거트 100g 당질 양 4.7g	

저당식을 위해 사용하는 재료들

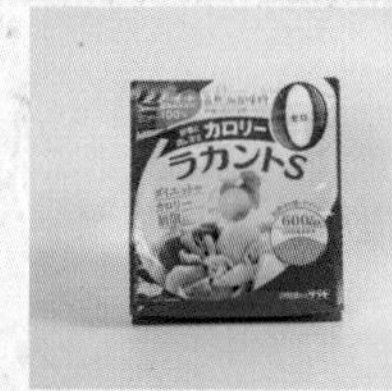

설탕 대신 천연감미료 라칸토S
당질 양 0g

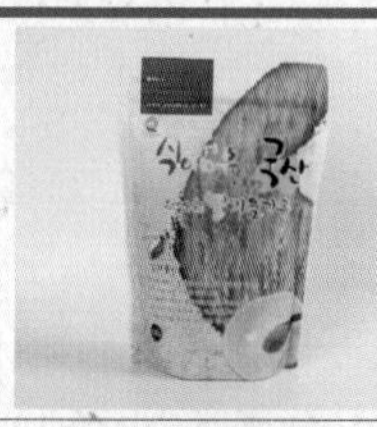

밀가루 대신 밀기울가루 1Ts
당질 양 2.82g

* 참고자료: 한국인영양권장량, 식품의약품안전처(식품영양성분데이터베이스), 농식품종합정보시스템(식품성분표)

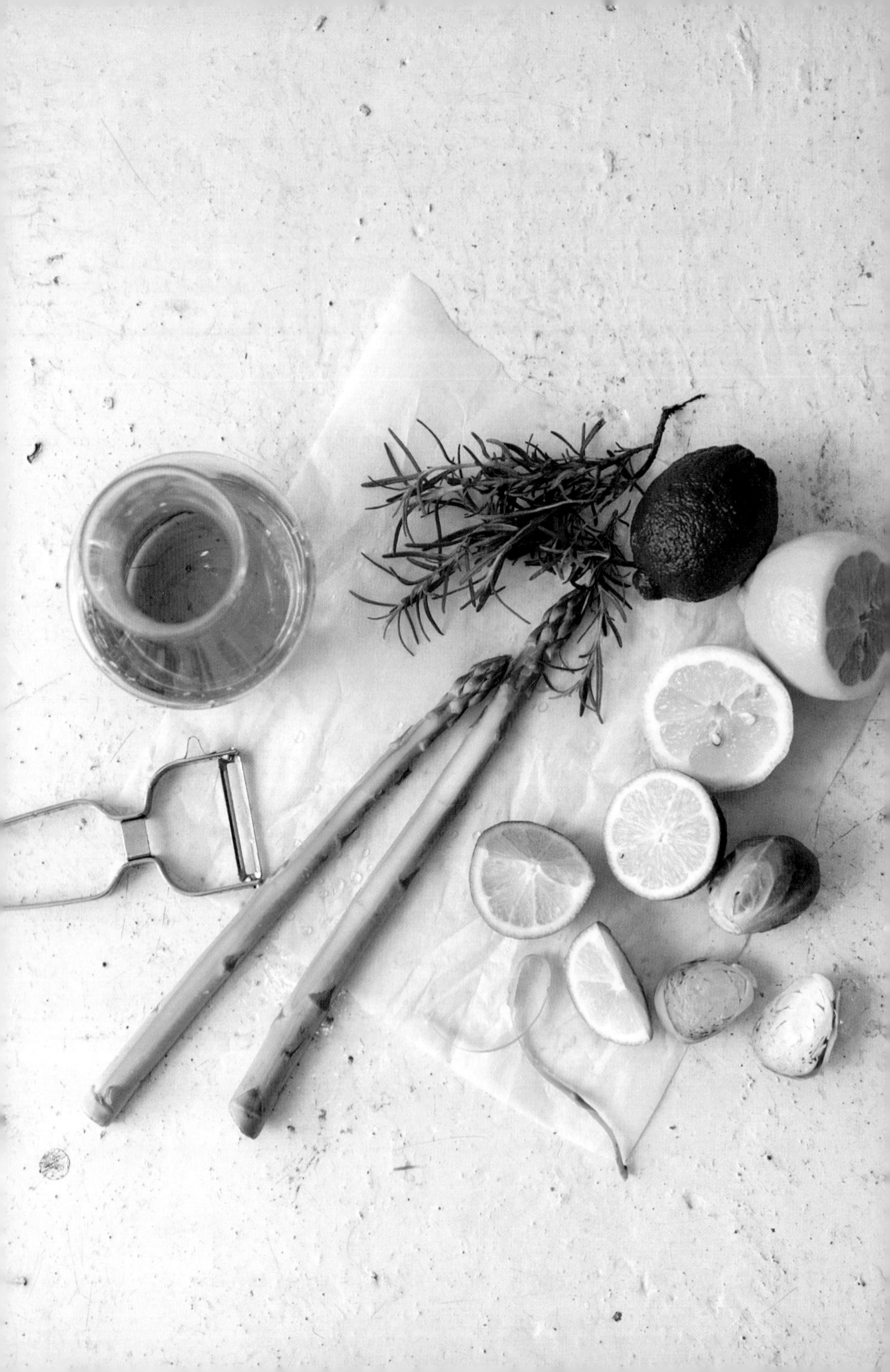

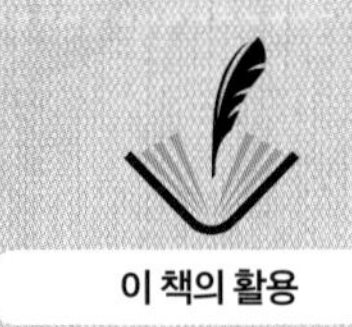

이 책의 활용

백설탕 사용 시 당질 양

이 책의 메뉴들은 단맛을 내기 위해 천연감미료를 썼습니다. 단맛은 나지만 몸에 흡수되지 않는 당질제로 천연감미료를 쓰면 당질 양은 0g이지만, 천연감미료가 없어서 설탕을 넣었을 경우는 당질 함유량이 바뀝니다. 천연감미료가 없을 경우 대신 백설탕을 넣었다면 반드시 당질 양을 체크하세요. 참고로 이 책에서 사용한 천연감미료 라칸토S는 설탕과 사용량이 같습니다.

1인분 당질 함유량

이 책의 메뉴들은 2인분 재료를 기준으로 조리 과정을 설명합니다. 하지만 당질 양 계산은 1인분으로 계산해서 표기했습니다. 또는 1Ts이나 1ts 기준인 경우도 있으니 참고하십시오. 2~5장의 메뉴는 당질이 높은 것부터 낮은 것으로의 순서로 돼 있습니다.

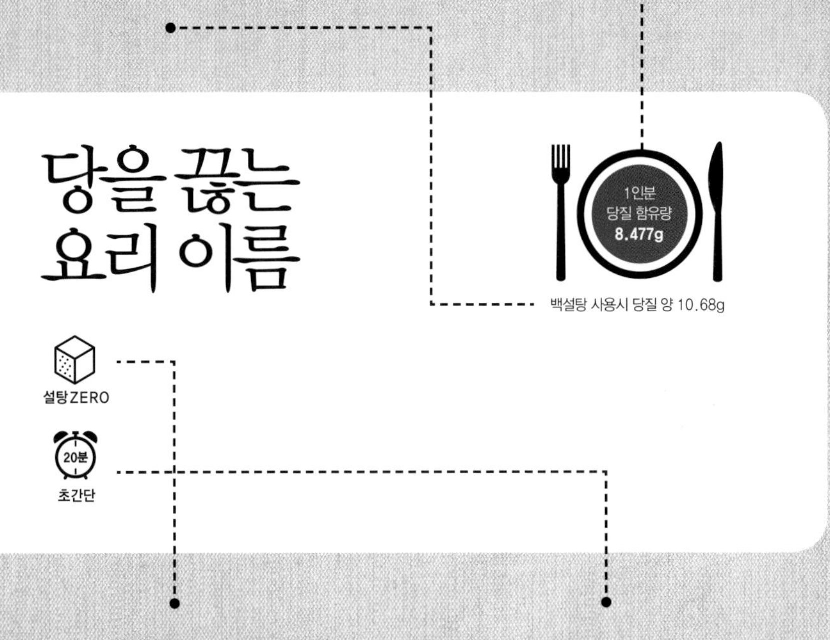

설탕 Zero

설탕을 넣지 않아도 조리가 가능한 요리에 표시했습니다. 이 책에서는 설탕 대신 천연감미료 라칸토S를 사용했기 때문에 재료가 없는 사람도 있을 겁니다. 이 표시가 붙어 있으면 천연감미료가 없어도 조리가 가능하다는 뜻이 됩니다.

초간단 레시피

조리시간이 20분을 넘지 않는 메뉴에 표시했습니다. 바쁜 아침에 또는 맞벌이 부부나 자취인들이 비교적 쉽게 활용할 수 있는 추천 요리들입니다. 개인의 요리 숙련도에 따라 시간은 달라질 수 있겠지만 맘 먹고 주말이나 특별한 날에 해먹을 요리와 간단 요리를 구별할 수 있다면 저당식을 챙겨먹기가 훨씬 즐거워질 겁니다.

Chapter 1

초간단 기본 요리

직접 만들기 귀찮으면 내 몸은 누가 챙기나

첨가물 신경 쓰랴, 저염식하랴, 저당식하랴,
우리 몸이 좋아지려면 신경 쓸 것도 참 많죠?
정말 귀찮으니까 대충 먹고 싶어집니다.
하지만 이 기본 메뉴들만은 꼭 직접 만들어드세요.
온전히 내 몸에만 신경 쓰는 시간을 가지는 것!
힐링의 시작이 될 거예요.

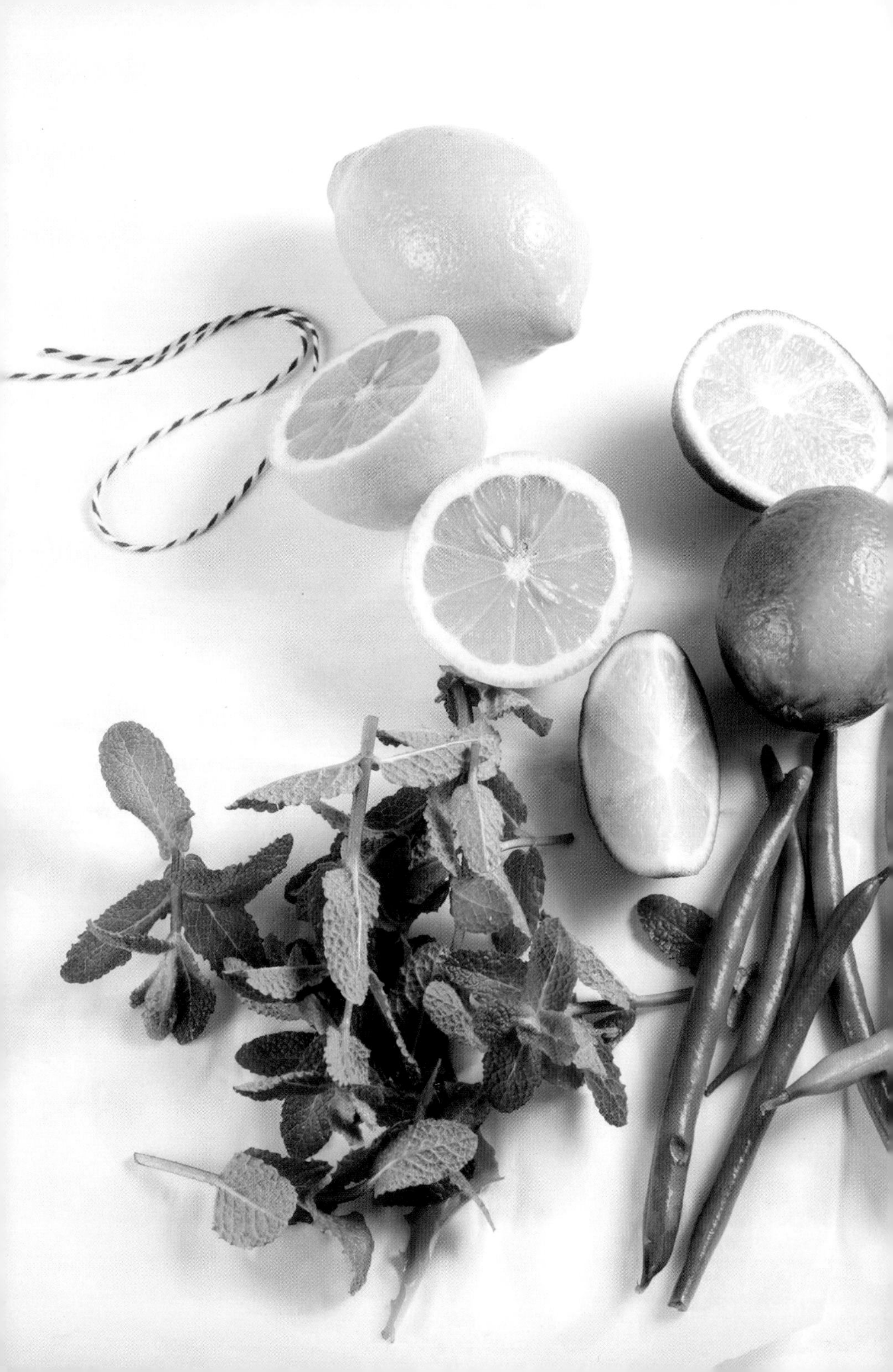

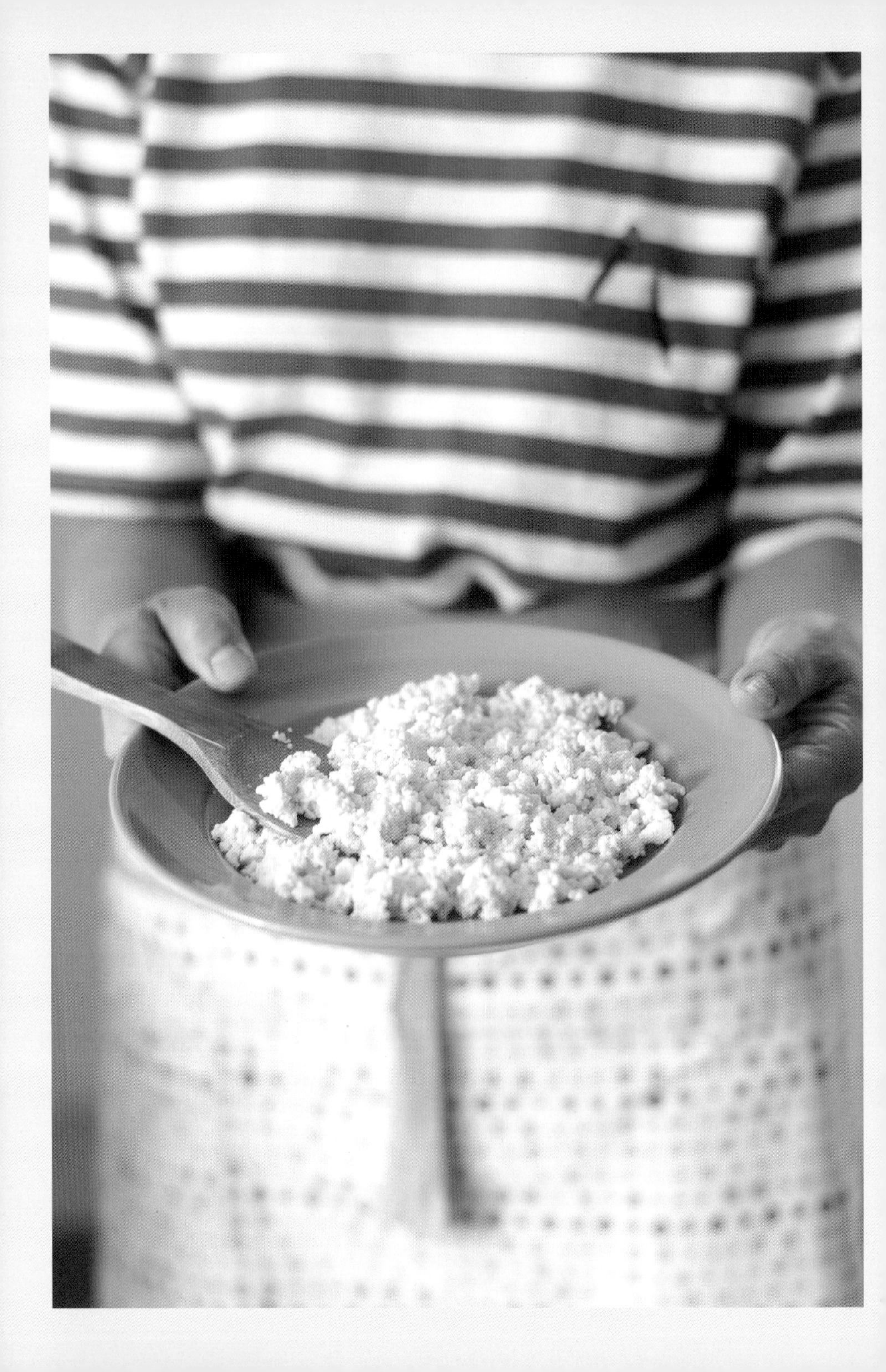

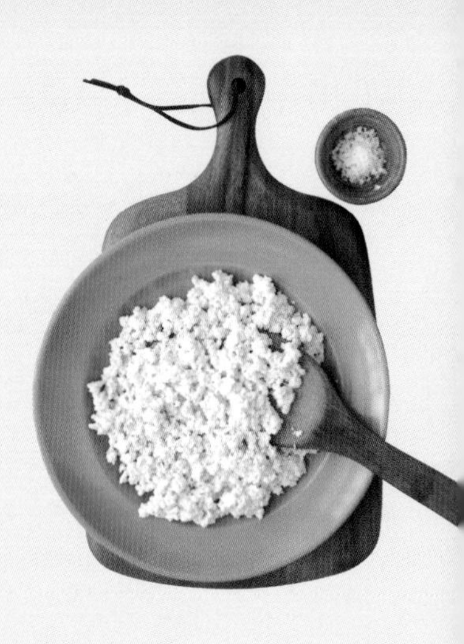

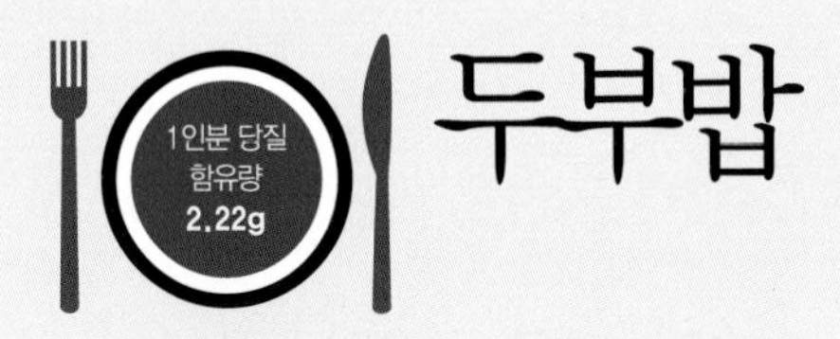

두부밥

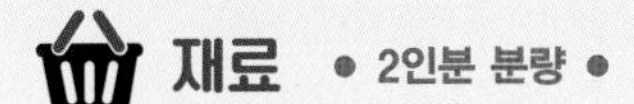

재료 • 2인분 분량 •

부침용 두부 1모(300g), **달걀 흰자** 1개, **소금** 약간(2꼬집)

만드는 법

❶ 두부는 키친타올이나 면보로 수분을 제거한 후, 칼로 눌러서 잘게 으깬다.

❷ 기름 없는 팬에 으깨놓은 두부를 중불에서 볶다가 소금을 약간 넣고 볶는다. 여기에 달걀 흰자 1개를 넣어 계속 으깨어 가며 수분이 다 없어질 때까지 보슬보슬해지도록 볶으면 완성(10분가량 소요. 주걱으로 계속 곱게 으깨면서 볶을수록 더 뽀얗고 보슬보슬한 두부밥이 된다).

TIP **두부밥이 들어가는 요리 :** 두부는 브랜드별로 질량에 약간씩 차이가 있어서 기호에 맞게 소금을 가감해야 한다. '꼬집'은 엄지와 검지로 집어 올린 양을 말한다(자주 쓰는 재료 사진 참조).

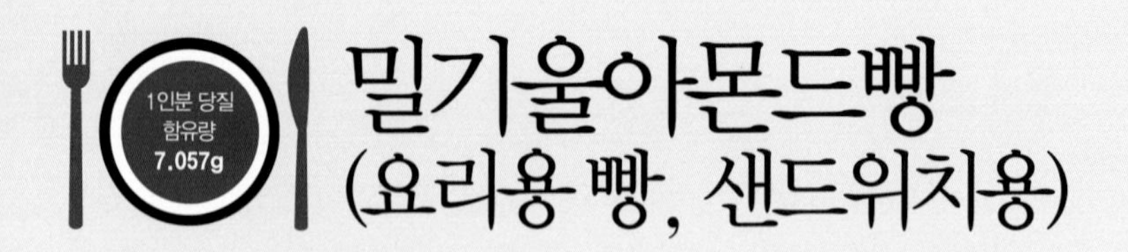

밀기울아몬드빵 (요리용 빵, 샌드위치용)

재료 • 2인분 분량 110G •

볶은 아몬드 40g, **볶은 밀기울가루** 10g(2Ts), **우유** 40ml, **달걀** 1개, **베이킹파우더** 2g(1ts), **카놀라유** 1ts, **소금** 약간(2꼬집), **머그컵** 2개 **또는 국그릇** 1개

만드는 법

❶ 볶은 아몬드를 믹서에 곱게 갈아서 준비한다. 또는 베이킹 코너에서 파는 아몬드가루를 써도 무방하다.

❷ 볼에 달걀을 먼저 풀고, 우유, 소금, 아몬드가루, 카놀라유를 분량대로 넣고 섞어준다(단맛은 기호에 맞게, 당질 제로 천연감미료를 더한다. 이 책에서는 라칸토S를 사용했음).

❸ ❷에 밀기울가루, 베이킹파우더를 체에 쳐서 분량대로 넣고 잘 섞는다.

❹ 머그컵 2개 또는 전자레인지에 사용할 수 있는 국그릇(깊이감 있는 그릇 1개)에 반죽을 담는다.

❺ 전자레인지에 2분~2분 30초를 돌리면 완성. 각자 사용하는 전자레인지의 사양에 따라 시간이 달라질 수 있으므로, 가감하여 돌린다(먼저 2분을 돌려본 후 상태를 보고 더 돌린다).

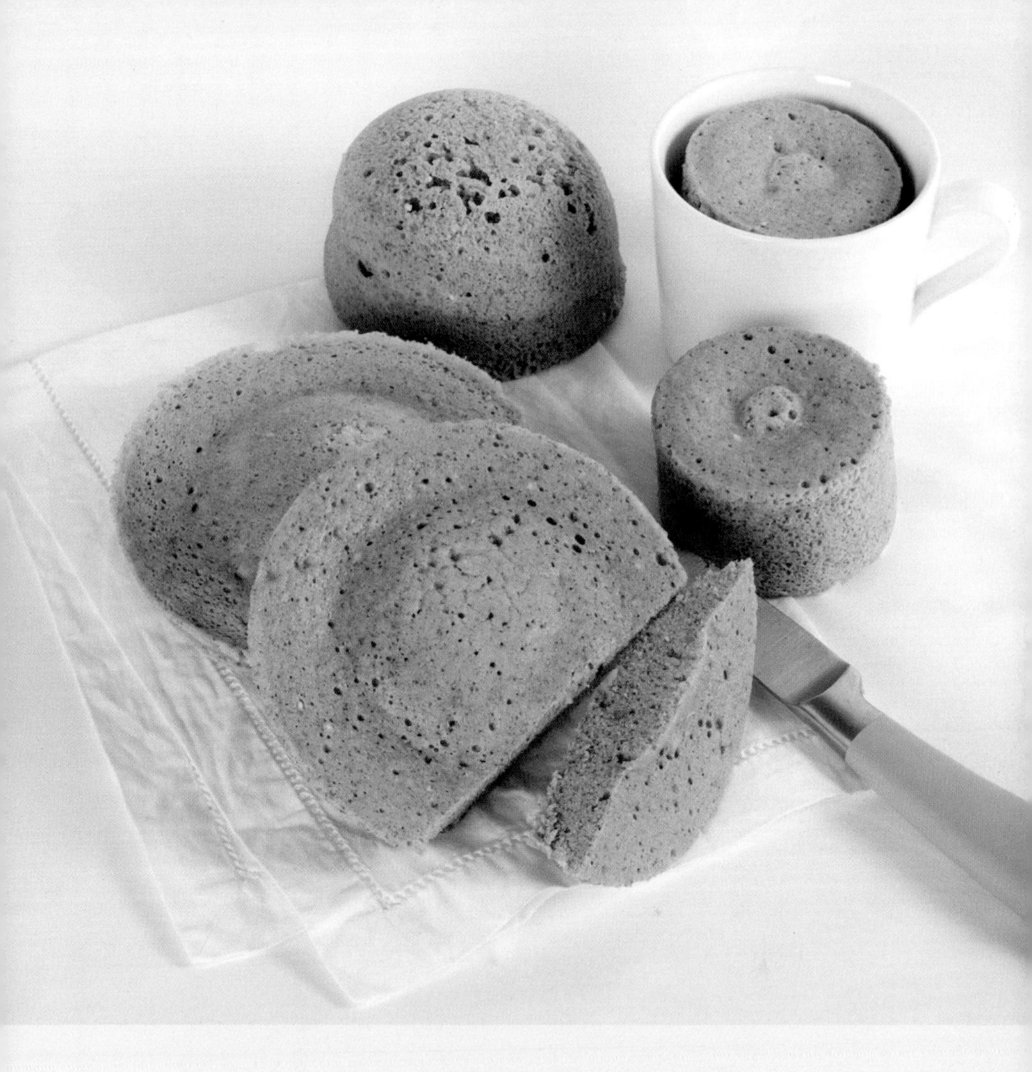

TIP ① 샌드위치용, 피자용일 경우에는 국그릇에 담아 돌리는 것이 좋지만, 머그컵 2개에 나누어 담으면 더 고르게 촉촉한 식감을 더할 수 있다.

② 더욱 촉촉한 아몬드밀기울빵을 원한다면 베이킹파우더를 $\frac{1}{2}$ts으로 줄이고, 소금은 1꼬집으로 줄여보자. 나머지 아몬드가루, 달걀, 우유, 밀기울가루는 같은 분량으로 해서 170도로 예열한 오븐에 15~17분 돌리면 완성(1인분 당질 함유량 6.78g)

③ 요리용 빵이 아닌 식사 대용으로 뜯어먹는 빵을 원한다면 다음 페이지 아몬드당근빵으로! 밀기울가루가 없어도 만들 수 있다.

④ 밀기울가루의 텁텁함이 싫다면 타피오카 전분(당질 제로)으로 대체할 수 있다.

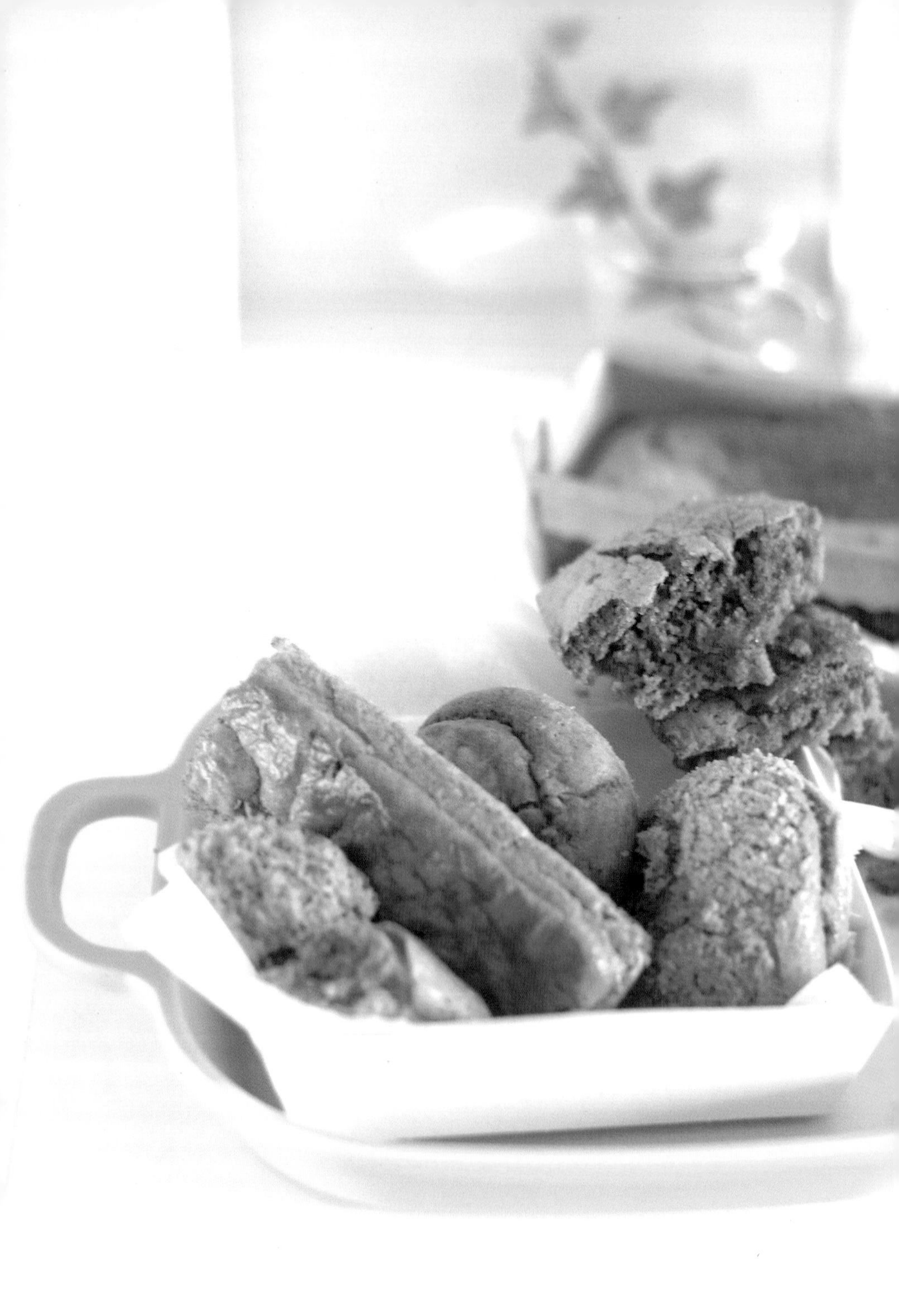

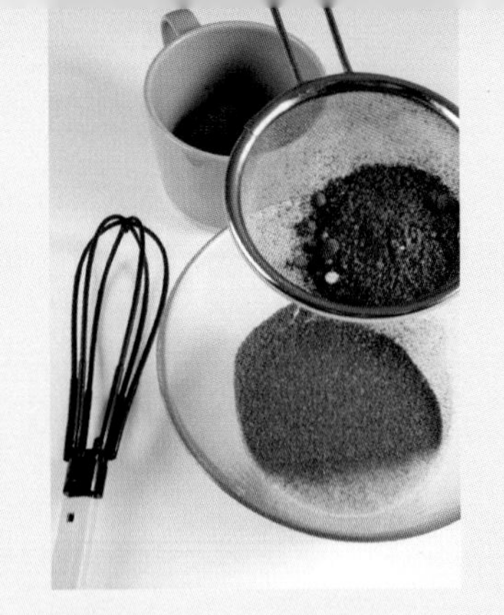

아몬드당근빵 (식사 대용)

백설탕 사용시 당질 양 17.539g

재료 • 2인분 분량 •

당근 30g, **아몬드** 50g, **달걀** 1개, **베이킹파우더** $\frac{2}{3}$ts, **천연감미료** 2Ts, **시나몬 가루** 1ts, **우유** 30ml, **소금** 약간(1~2꼬집), **카놀라유** 1ts

만드는 법

❶ 아몬드를 믹서에 곱게 갈아서 체에 거르고(베이킹용 아몬드가루로 체쳐도 된다), 나머지 모든 가루를 체쳐 놓는다.

❷ 당근은 칼로 잘게 다지고, 나머지 모든 재료와 함께 ❶에 섞는다.

❸ 종이 파운드케이크 틀(17×8cm)에 반죽을 담는다(오븐용 파운드케이크 틀을 사용할 때는 유산지를 깐다).

❹ 170도로 예열된 오븐에 18~20분 구우면 완성!

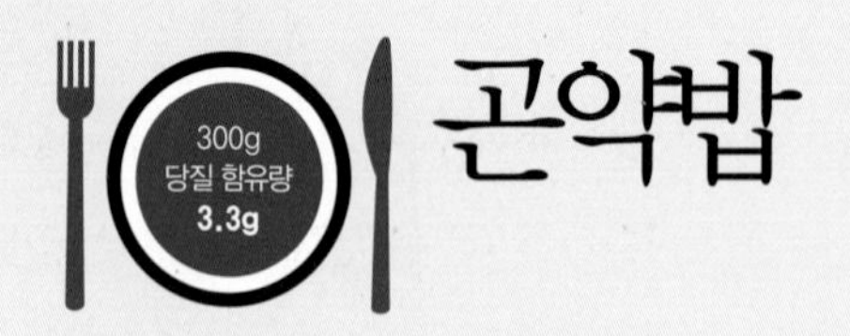

곤약밥

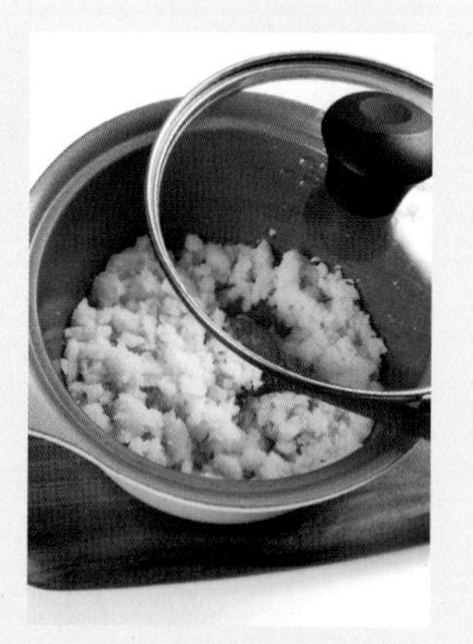

재료

판곤약 300g, **물** 50ml(또는 판곤약 400g, 물 60ml), **레몬즙(또는 식초)** 약간

만드는 법

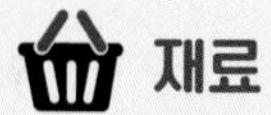

❶ 판곤약을 작게 잘라 끓는 물에 넣고 레몬즙(또는 식초)을 조금 넣어 한번 데친다.

❷ 곤약과 분량에 맞는 물을 함께 믹서기에 넣고 간다.

❸ 갈아놓은 곤약을 냄비에 담아 뚜껑을 덮고, 곤약 300g일 경우 센불에서 5~6분, 약불에서 5~6분(곤약 400g일 경우는 센불에서 7~8분, 약불에서 7~8분) 밥을 지으면 완성.

TIP ① 곤약을 너무 곱게 갈면 씹는 맛이 덜해진다. 가는 정도를 잘 조절해야 한다.
② 요즘엔 타피오카전분과 곤약분말로 만든 곤약밥이 시중에 판매되고 있으니 그걸 이용해도 된다.

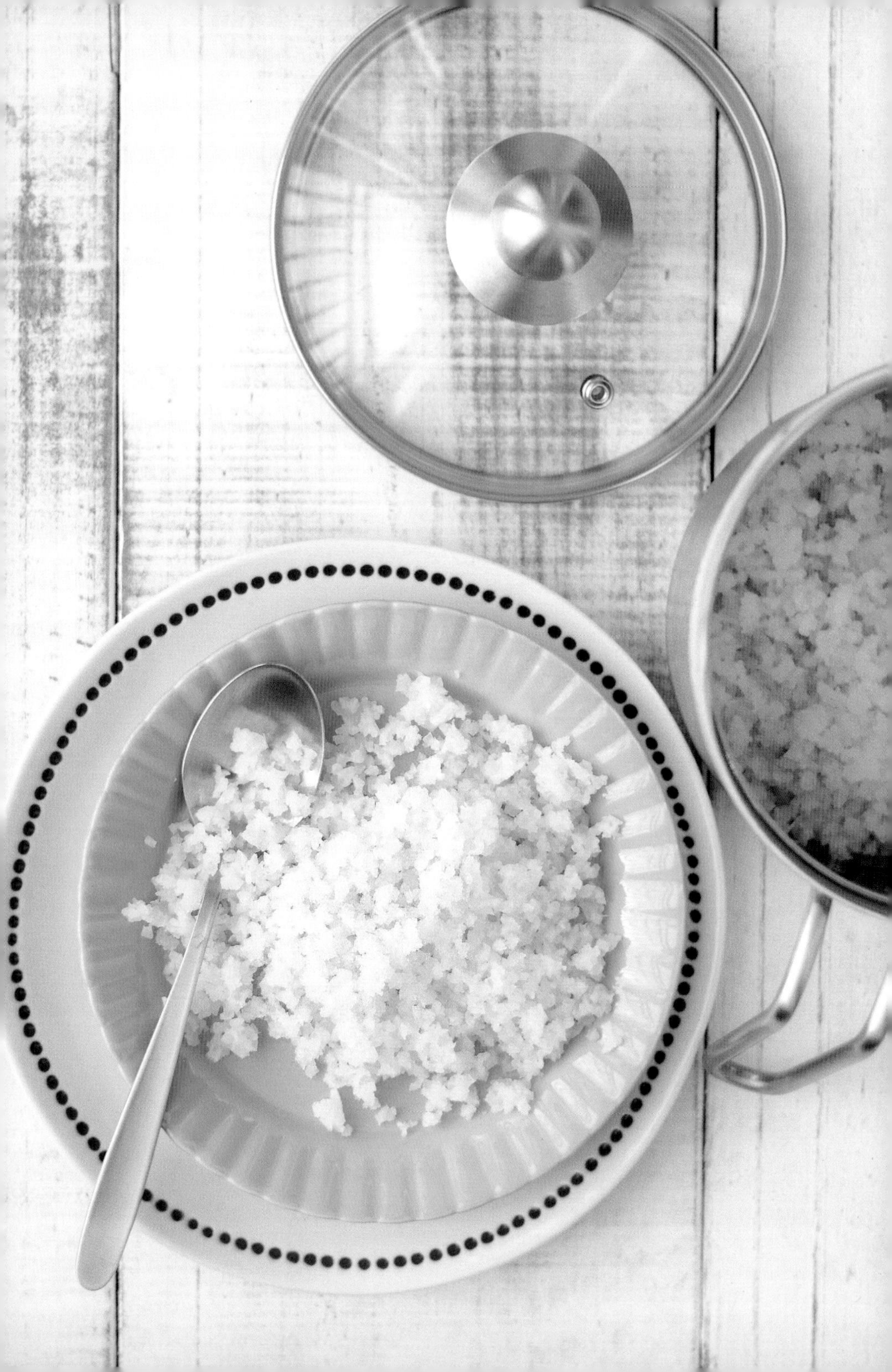

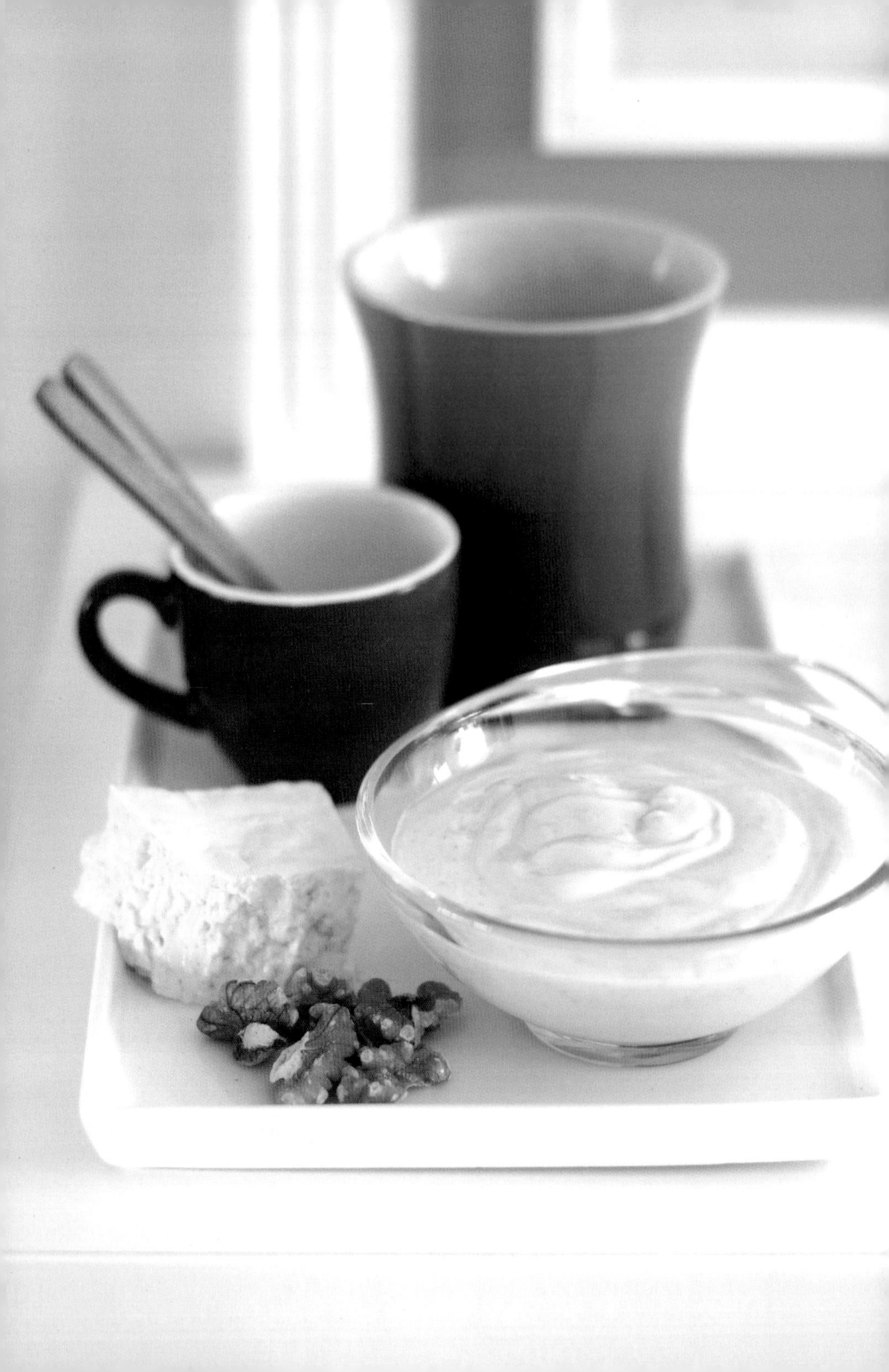

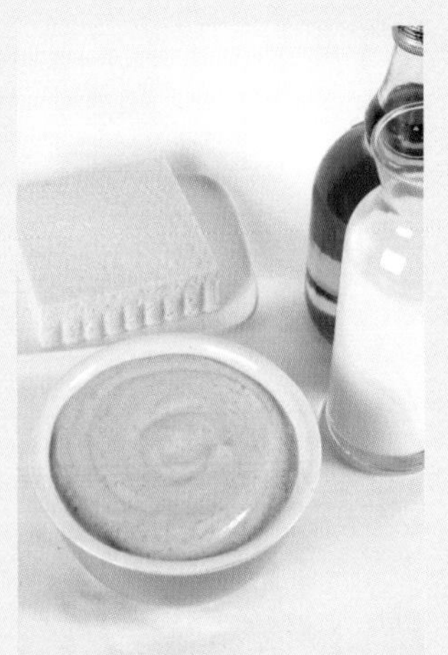

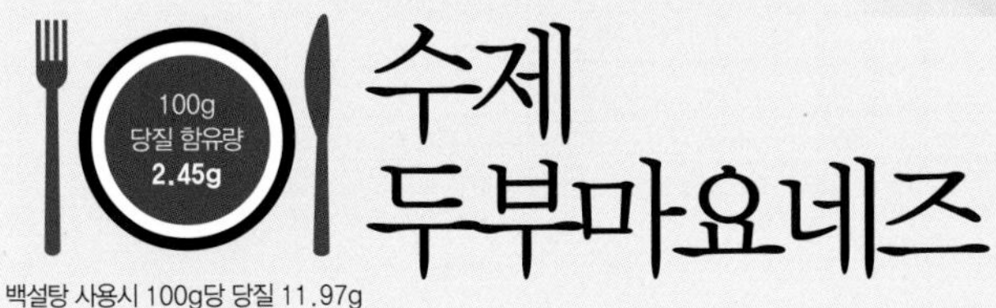

수제 두부마요네즈

백설탕 사용시 100g당 당질 11.97g

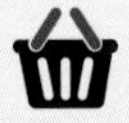

재료 • 420G 분량 •

두부 1모(300g), **우유** 20ml, **깨** 1Ts, **볶은 호두** 15g, **레몬즙** 3Ts, **천연감미료** 4Ts, **올리브오일** 1Ts, **소금** 2ts

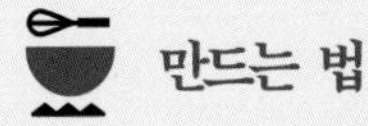

만드는 법

❶ 두부 1모는 끓는 물에 한번 데쳐서 식힌다.

❷ 믹서에 두부를 포함한 모든 재료를 넣어 곱게 간다.

❸ 냉장고에 넣어 차게 식히면 완성.

TIP ① 2~3일 내로 먹는 것이 좋다.

② 아몬드 같은 것 때문에 보라색 물이 든 반점들이 생길 수 있지만 이상이 있는 것이 아니니 안심하세요!

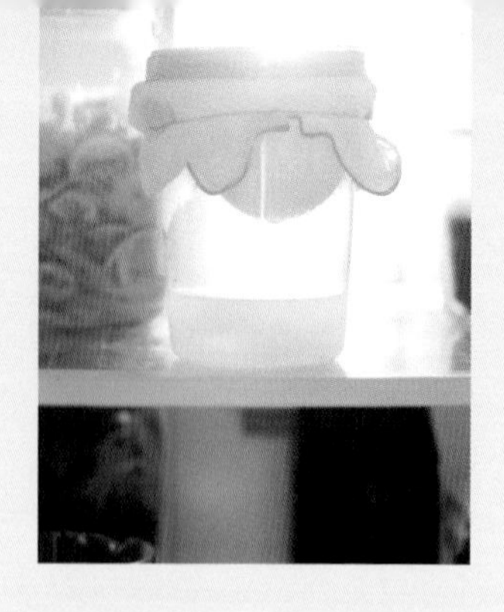

100g
당질 함유량
4.7g

수제 크림치즈

재료

무가당요거트 1통 435g, **높이감 있는 밀폐용기** 1개, **거즈 손수건 또는 면보** 1장, **고무줄** 1개

만드는 법

❶ 높이감 있는 밀폐용기에 거즈를 올리고 거즈를 약간 안으로 집어넣어 겉에서 고무줄로 고정시킨다. 여기에 무가당요거트 1통을 모두 부어 거즈에 걸러지도록 담고, 뚜껑을 닫아 놓는다.

❷ 냉장고에서 24시간 숙성하면 완성. 면보 위에 걸러진 수제 크림치즈를 먹고, 밑으로 빠져나간 수분은 버린다.

TIP 만들어서 1~2일 내로 먹는 것이 좋다. 이 책에서는 우유만으로 만든 무가당요거트 남양 milk 100을 사용했다. 간혹 제품에 따라 크림치즈가 만들어지지 않는 것들도 있으니 참고하세요.

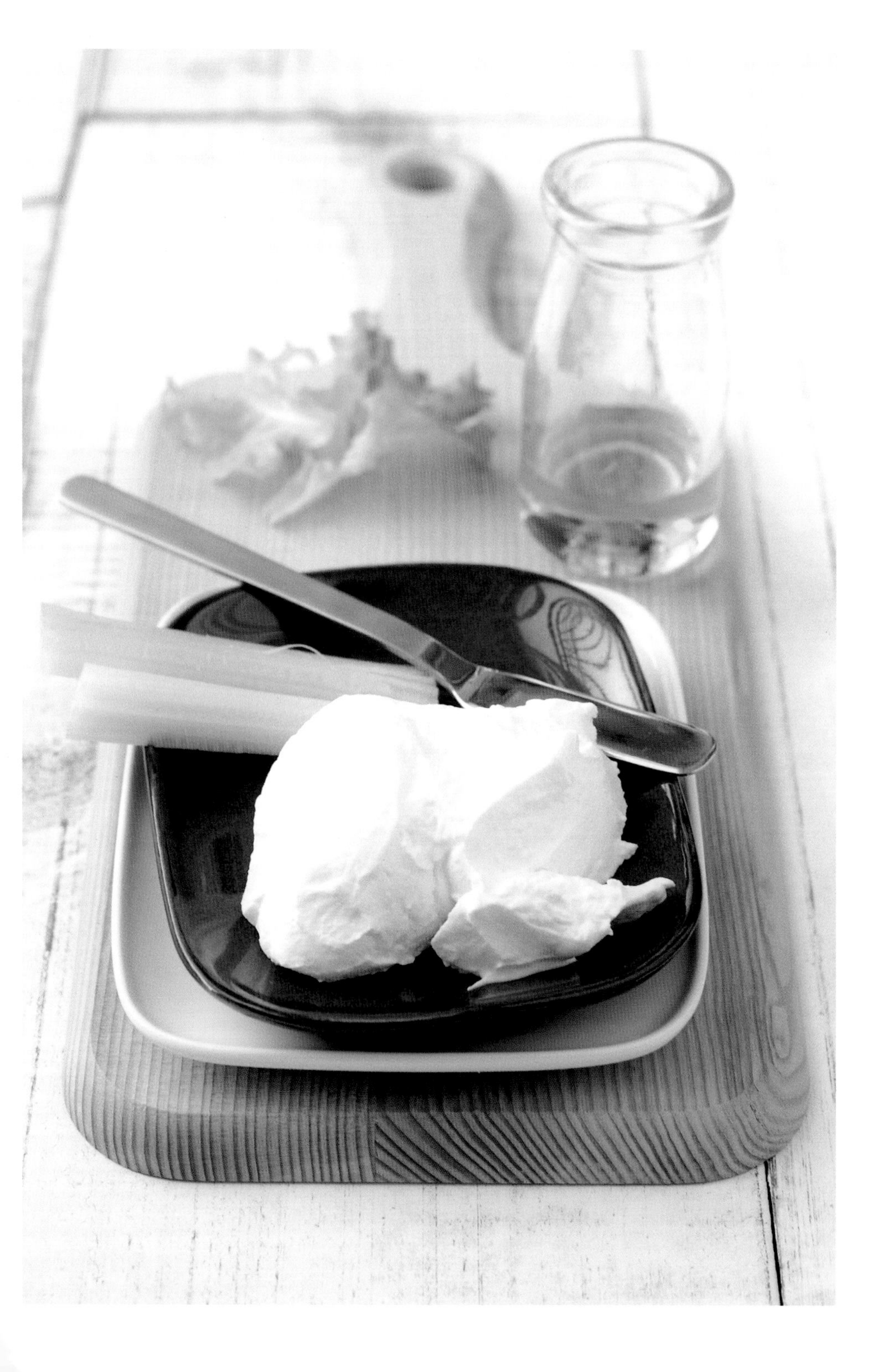

1ts
당질 함유량
0.35g

수제 감초 수국차 맛간장

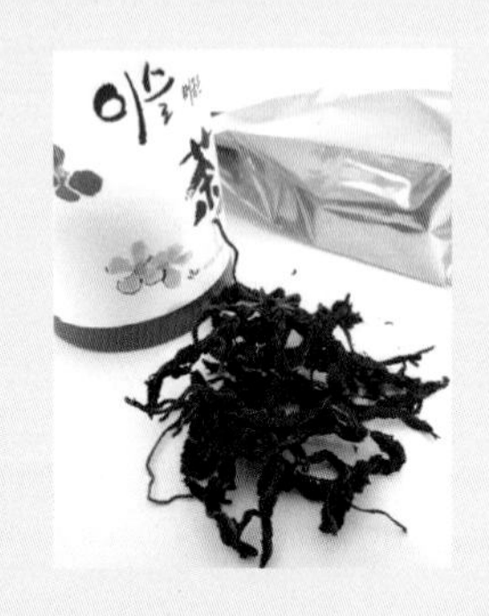

재료 • 240g 분량 •

감초 40g(30g+10g), **수국차(감로차, 이슬차라고도 부른다)** 2~3g, **양파** $\frac{1}{2}$개(50g), **마늘** 5알(20g), **파** 40g(뿌리 포함), **다시마** 1장 3g(5×10cm), **건보리새우** 10g, **건표고버섯** 5g, **레몬** 한 조각, **진간장** 2컵, **물** 5컵

만드는 법

❶ 간장과 수국차, 레몬 한 조각을 뺀 나머지 모든 재료를 냄비에 넣는데, 감초는 30g만 먼저 사용한다. 20분간 끓인 후 체에 걸러낸다. 이때 약 $2\frac{1}{2}$컵(약 510ml) 나온다.

❷ ❶에 간장 2컵과 나머지 감초 10g을 넣고, 다시 20분간 더 끓인 후 불을 끄고, 수국차 2~3g을 넣은 후 20분 정도 우려내고 나서 체에 거르면 완성.

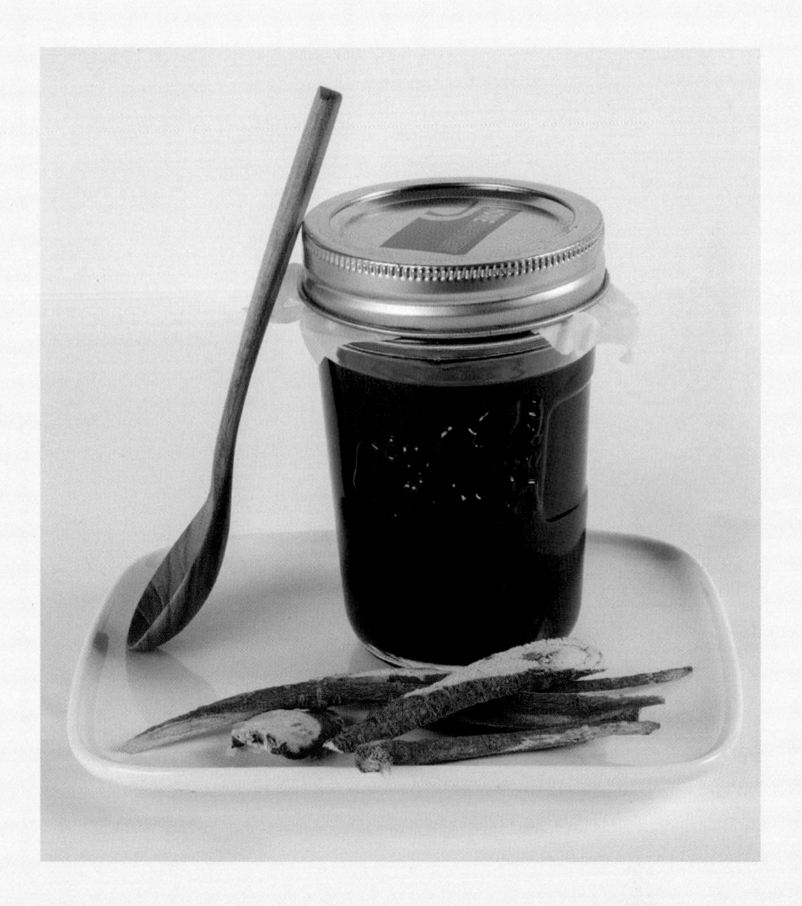

TIP ① 시중의 맛간장처럼 달짝지근한 맛이 아닌, 진간장보다는 약간 달큰한 맛이 있는 간장입니다. 당 끊기 메뉴에 쓸 수 있도록 당질 양을 최소화한 맛간장이지만, 기호에 맞게 천연감미료를 첨가하셔도 좋습니다.

② 이 책의 요리에는 당질 양을 맞추기 위해 일반 시판 진간장을 사용하기도 하고, 수제 감초 맛간장을 사용하기도 했습니다. 레시피마다 표시했습니다. 이 책의 요리 레시피에서 수제 감초 맛간장을 사용한 경우는 감초의 단맛만으로 맛을 낸 요리입니다.

③ 짠 맛의 정도는 일반 진간장과 비슷하므로 수제 감초 맛간장 대신 진간장을 사용할 경우 같은 양을 넣어도 됩니다.

④ 수국차는 일반적으로 우리가 알고 있는 수국이라는 꽃으로 만든 차가 아니라 '수국차' 또는 '차수국'이라고 부르는 잎을 말린 잎차입니다. 단맛이 강해 천연감미료로 사용되는 수국차와 달리 수국꽃에는 독성이 있으니 구별해야 합니다. 또 티백 수국차 중에는 현미가 섞인 제품도 있으니 주의하시길.

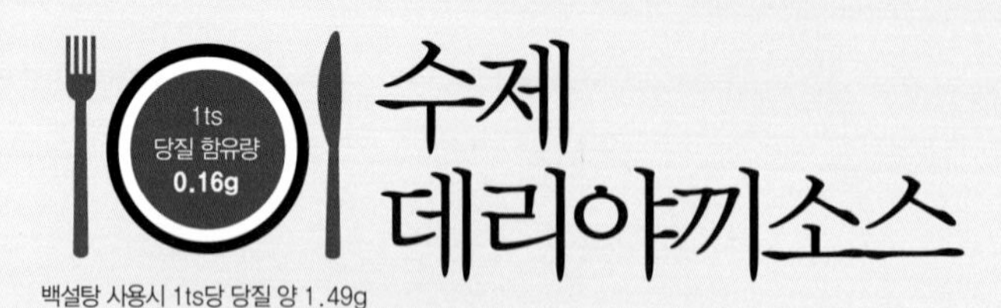

수제 데리야끼소스

백설탕 사용시 1ts당 당질 양 1.49g

재료

> **한 번 먹을 양 60ml** **마늘** 1톨, **진간장** 2Ts, **가쯔오부시** 1g(손가락 전체로 한 번 집어올린 양), **천연감미료** 2Ts, **물** 3Ts

> **미리 만들어놓고 먹을 양 2컵** **마늘** 7톨, **진간장** 14Ts(약 170g), **가쯔오부시** 7g, **천연감미료** 14Ts(약 140g), **물** 21Ts(약 255g)

만드는 법

❶ 마늘은 다지고, 가쯔오부시를 제외한 나머지 진간장, 천연감미료, 물을 분량대로 함께 냄비에 넣고 바글바글 끓인다(한 번 먹을 양을 끓일 때는 달군 냄비에 1분).

❷ 마늘이 익을 정도에서 불을 끄고 가쯔오부시를 넣고 10분 후 소스를 체에 걸러내면 완성.

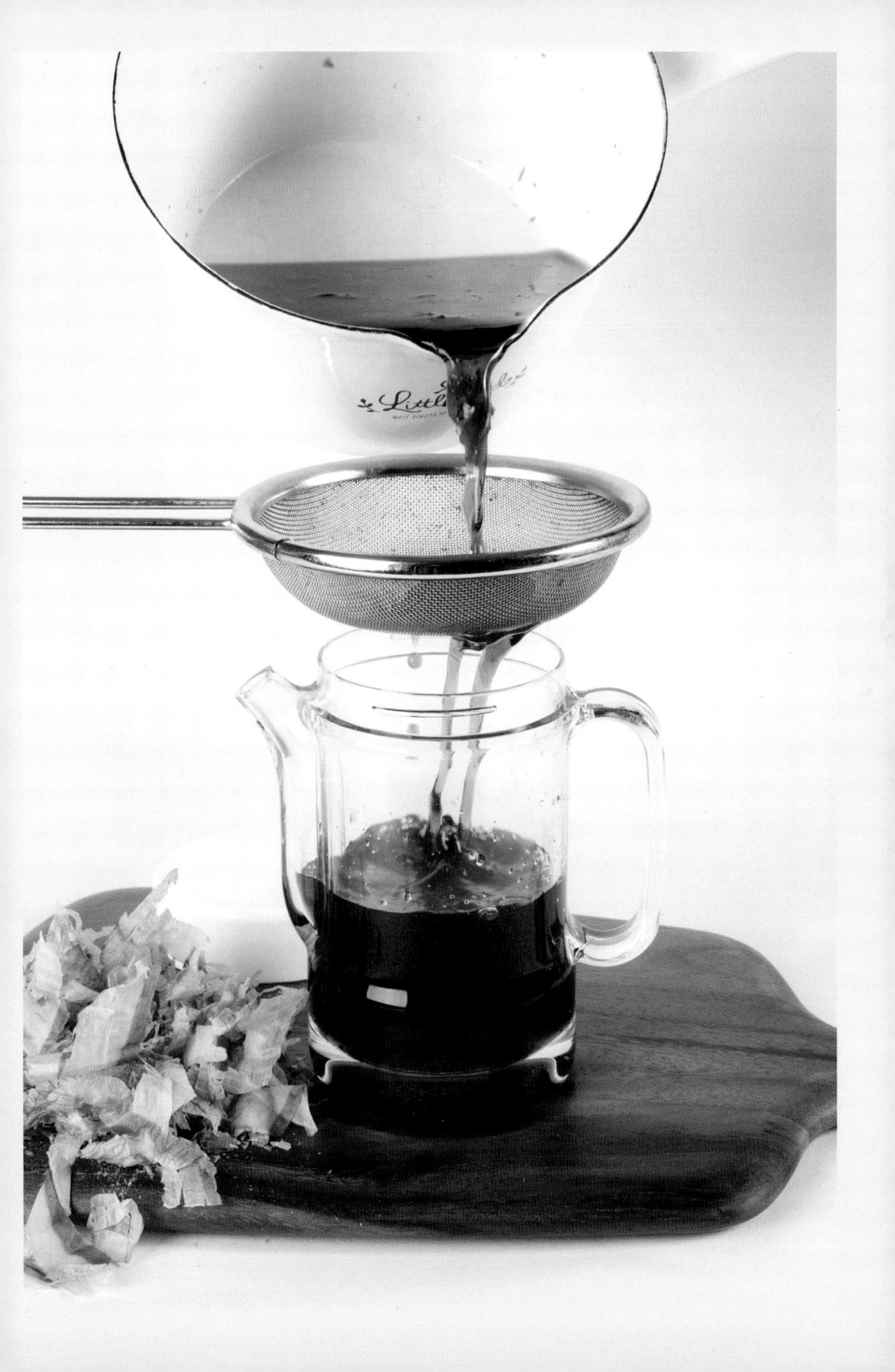

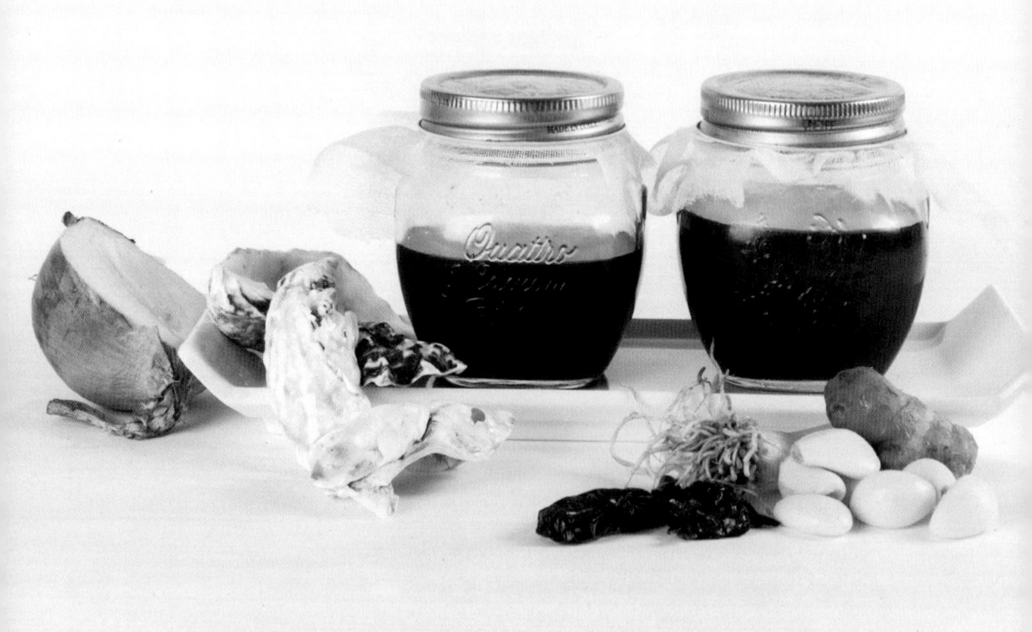
Quattro

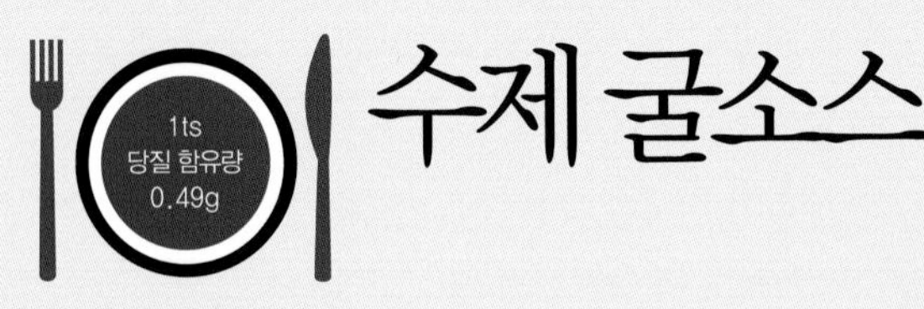

수제 굴소스

백설탕 사용시 1ts당 당질 양 2.54g

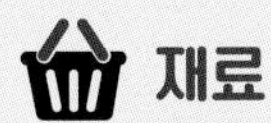

재료

굴(껍질 제외) 300g, **간장** 4컵(800ml), **양파** 2개(270g), **마늘** 10쪽(50g), **생강** 20g, **대파** 1뿌리(120g), **건작은고추** 3개, **다시마** 2장(1g), **천연감미료** 2컵, **소금** 4Ts+1ts

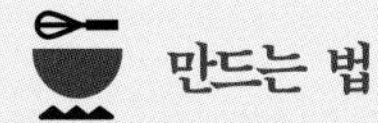

만드는 법

❶ 깊은 냄비에 깨끗이 씻은 굴과 나머지 굴소스 재료를 모두 넣고 20분간 끓이다가 불을 끈다.

❷ 그대로 뚜껑 있는 용기에 담아 냉장고에서 3일간 숙성시킨다.

❸ 3일 후 재료를 걸러내고, 다시 30분을 끓여 졸여내면 완성.

TIP ① 천연감미료 양은 기호에 따라 가감한다.
② 수제 굴소스가 없어서 진간장으로 대체해서 요리할 때, 같은 양을 쓰고 천연감미료를 약간 더한다. 그 대신 맛의 차이는 있으므로 감안하세요.

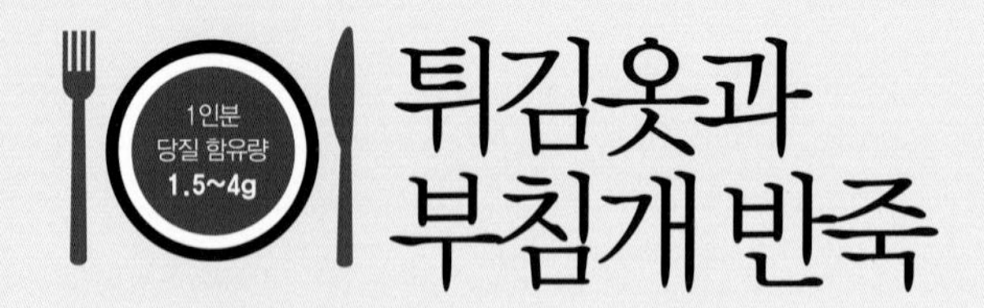

튀김옷과 부침개 반죽

재료

> **깨 튀김옷** **볶은 깨 갈은 것** 2Ts(10g), **달걀** 1개, **물** 1Ts, **소금** 약간(2꼬집)

> **코코넛 튀김옷** **코코넛가루** 5g, **달걀** 1개, **버터** 10g, **마늘** 1톨 다진 것, **후추** 약간

> **부침개 반죽(2인분 분량)** **계란** 1개+**계란 흰자** 2개, **볶은 밀기울가루** 2Ts, **두부** 60g, **소금** $\frac{1}{2}$ts

만드는 법

● **깨 튀김옷(총 재료의 당질 양 2.99g)**

작은 스텐볼이나 작은 스텐그릇에 달걀 1개와 물 1Ts, 소금을 넣어 섞은 후, 물이 끓는 냄비 안에 스텐볼을 그대로

넣어 젓가락으로 달걀물을 계속 젓는다. 딱 1분간만!(시간 중요) 달걀물이 뭉치기 직전(약간의 크리미한 상태) 꺼낸 후 열을 식히며 그대로 계속 저으면서 갈아둔 깨가루를 넣고 섞어주면 완성!

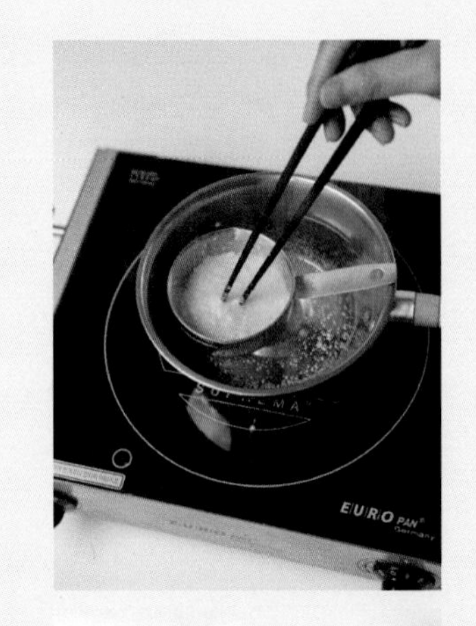

- **코코넛 튀김옷(총 재료의 당질 양 3.91g)**

작은 스텐볼이나 스텐그릇에 코코넛가루를 제외한 재료를 모두 넣어 푼 후, 끓는 물이 담긴 냄비 안에 스텐그릇을 그대로 넣어 젓는다. 딱 1분간만! 달걀물이 뭉치기 직전(약간 크리미한 상태) 꺼낸 후 열을 식히며 그대로 계속 저으면서 코코넛가루를 넣어 섞어주면 완성!

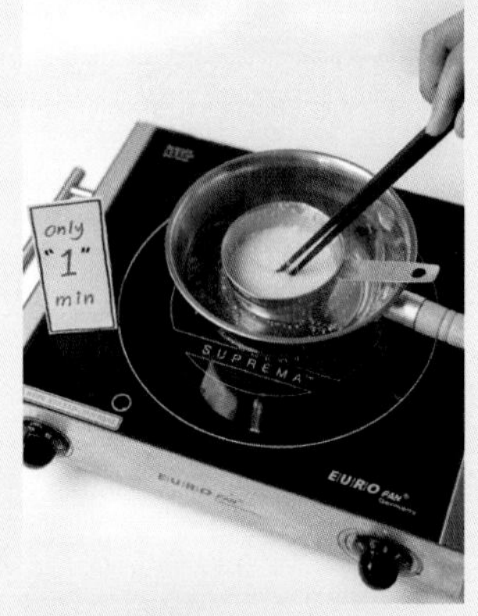

- **부침개 반죽(총 재료의 당질 양 8.16g)**

분량의 재료를 모두 믹서기에 넣고 간다.

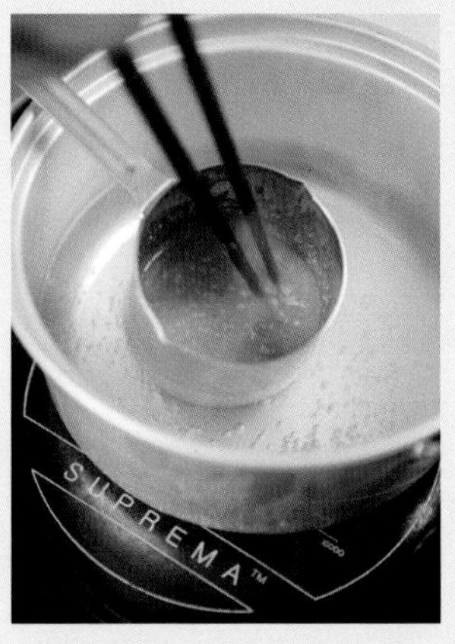

TIP 이 책에 나온 튀김옷은 공통적으로 반죽 그릇으로 스텐 계량컵(작은 스텐볼)을 사용했습니다. 스텐볼의 크기에 따라 튀김옷이 익는 속도가 다르므로 주의하세요. 큰 스텐볼(국그릇)을 이용할 경우, 40~50초 사이가 적당합니다.

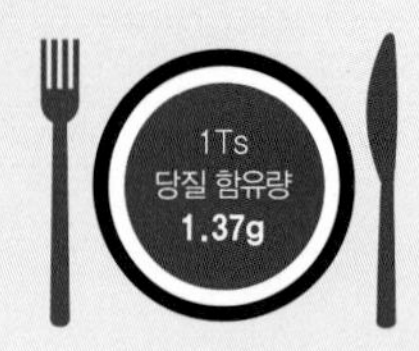

웨지 양념가루

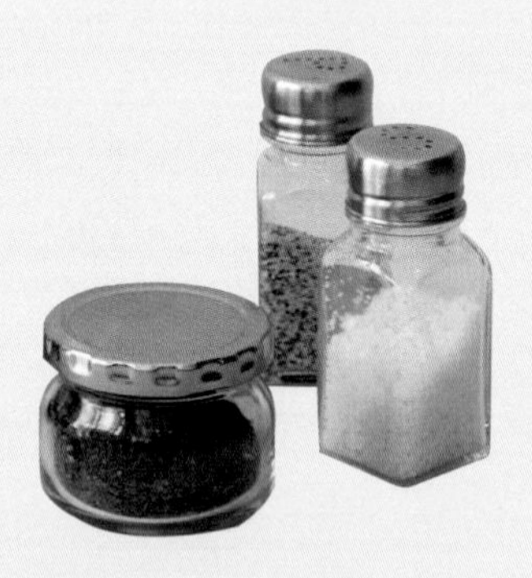

재료

- **한 번 요리해 먹을 양** **볶은 밀기울가루** 1ts(2g), **고춧가루** $\frac{1}{3}$ts, **소금** $\frac{1}{3}$ts, **후춧가루** $\frac{1}{4}$ts**(갈아 쓰는 후추 권장!)**
- **미리 만들어놓고 먹을 경우** **볶은 밀기울가루** 10ts(20g), **고춧가루** 1Ts+$\frac{1}{3}$ts(6g), **소금** 1Ts+$\frac{1}{3}$ts(11g), **후춧가루** 2g

만드는 법

분량의 재료대로 함께 섞으면 완성! 냉동실에 보관한다.

TIP 원래는 웨지감자를 만들 때 쓰는 레시피. 튀김요리에 전분을 묻히는 대신 써도 좋고, 오븐구이 요리를 할 때 재료에 묻힌 후 올리브오일과 허브(로즈마리 등)를 뿌려서 구우면 크리스피한 느낌이 난다.

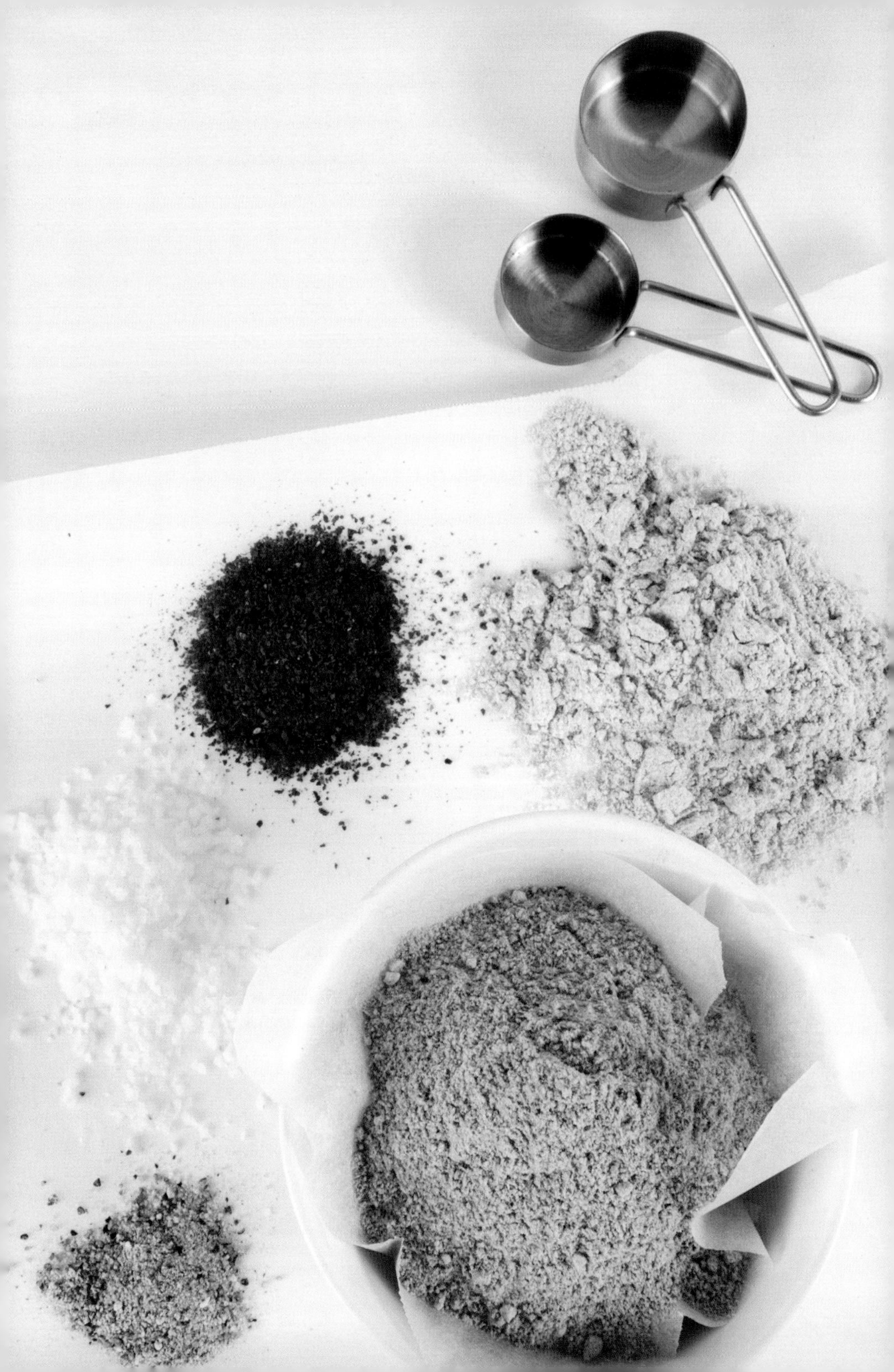

잠깐! 이렇게 하면 어때요

딱 3일이면 몸이 가벼워진다!

이 책은 프롤로그에서도 얘기한 것처럼 『당을 끊는 식사법』의 한국판 실천편과도 같은 책입니다. 대체의학으로 '당 끊기', 고용량 비타민C 주사 등의 요법으로 환자들을 치료하고 있는 니시와키 슌지 의사는 당뇨, 고혈압, 고지혈증, 동맥경화, 암, 통풍, 아토피, 불면증, 냉증, 비만 등의 질병에서 환자들을 완치시키거나 개선시키고 있습니다.

니시와키 슌지는 자신이 쓴 다이어트 책에서 이렇게 말합니다. 이론적으로 하루에 필요한 당질 양은 4g가량이지만 현실적으로 힘드니까 10g까지만 허용하자고. 그러면서 대안으로 당질 제로 빵, 당질 제로 국수, 당질 제로 소스들을 소개합니다. 그렇지만 한국에서는 그런 대체품들의 도움을 받을 수가 없어, 하루 10g 이하도 현실적으로 너무 어렵습니다. 일본의 당질제한식 책 중에서는 '한 끼 20g 이하 섭취'를 목표로 하고 있는 책들도 봤습니다. 『당을 끊는 레시피』는 '당 끊기'와 '당질제한식'의 중간쯤에 있지만 당 끊기에 좀 더 가까이 있는 책이라고 보시면 됩니다.

'탄수화물 중독'이란 말을 들어보셨을 겁니다. 이 책에서 말하는 당糖 또는 당질이란 탄수화물에서 식이섬유를 뺀 수치를 말합니다. 탄수화물 중독에서 벗어나는 것은 담배를 끊는 것과도 같아서 줄이는 방법으로는 벗어나기가 좀처럼 힘이 듭니다. 딱 3일 동안만 밥, 빵, 면이라는 주식의 개념을 지워버리고 당 끊기 메뉴를 드셔보십시오. '3일'은 당이 몸에서 빠져나가는 순환 주기입니다. 3일 동안 당 끊기 체험을 해봤던 사람들은 속이 편안해지고 몸이 가벼워지면서 그동안 자신을 괴

롭혀 왔던 각종 증상들, 약으로는 고쳐지지 않았던 증상들에서 해방되는 경험을 했다고 이야기하곤 합니다.

니시와키 슌지가 당질제한이 아니라 당 끊기를 권했던 것은 그가 정신과 의사라는 점도 작용했을지 모릅니다. 금연이나 금주도 끊으려고 하면 줄일 수 있지만, 줄이려고 하면 좀처럼 성공하지 못합니다. 일단 3일간의 당 끊기 체험을 통해 자기 몸을 들여다보는 시간을 갖게 되면, 그 다음부터는 건강관리를 어떻게 해야 할지 자연스럽게 깨닫게 됩니다. 몸에 관한 정보는 아무리 머리로 이해하려 해도 알지 못합니다. 변화를 직접 느끼고 몸으로 이해해야 하죠. 3일간이라면 사회생활 때문에 현실적으로 힘들다는 말도 변명이 됩니다.

이 책에 나온 요리들은 밥, 국, 반찬들을 하나하나 차려먹는 한 끼가 아니라 단품요리이기 때문에 준비가 복잡하진 않습니다. 이들 중에서 9개 메뉴를 골라 일단 '3일간의 당 끊기 체험'을 해보세요. 그 다음부터는 자신의 몸 상태나 생활 여건에 따라서 일주일에 6일은 당 끊기 메뉴를 먹고 하루는 마음대로 먹을 수 있는 날로 정해 보십시오. 아니면 매달 3일(또는 6일)을 정해서 당 끊기를 실천할 수도 있습니다. 예를 들면 매월 1~3일(또는 1~6일)은 당 끊기를 하는 날로 정하는 겁니다. 단기간의 다이어트를 원하는 사람이라면 나이와 상관없이 확실하게 붓기가 빠지면서 몸이 가벼워지는 것을 느낄 것입니다.

당뇨나 고혈압, 혈관 질환이나 피부 질환 환자들도 식이요법에 이 책을 활용할 수 있습니다. 또 밥, 국, 반찬으로 차려먹는 식탁이 아니라 한 그릇으로 식사가 가능한 일품요리들로 구성했기 때문에 조리 시간을 단축할 수 있습니다. 대식가에겐 다소 양이 적어보일 수 있지만 딱 3일만 직접 챙겨서 먹어보길 권합니다. 탄수화물을 먹지 않으면 배가 고픈 것도 차차 사라지기 때문에 3일째부터는 충분히 편안해질 겁니다.

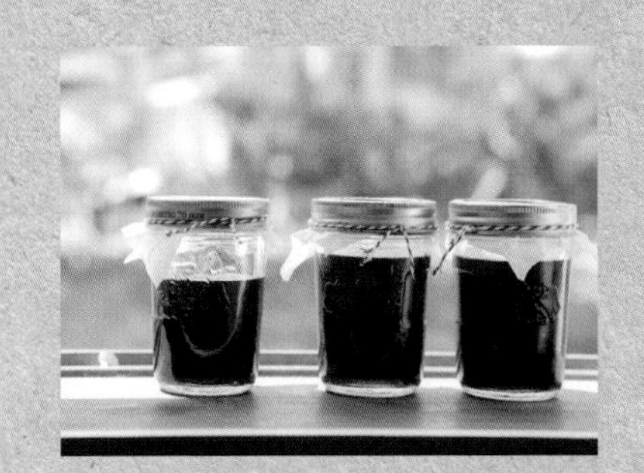

Chapter 2

원기 충전! 소고기, 돼지고기 요리

탄수화물(당)은 중독성이 있기 때문에 당 끊기는 담배 끊기와 같습니다.

그래서 사실은 단번에 끊는 것이 가장 좋습니다.

그런데 일상이 바빠 챙겨 먹기가 힘들다면 저녁 한 끼만이라도 당 끊기 메뉴로 먹어보세요.

함께 병행해야 할 것은 무심코 섭취하는 밀가루와 설탕을 줄이는 것입니다.

밀가루 빵, 과자, 주스, 캔커피, 믹스커피 ……

5가지만 끊어도 컨디션이 훨씬 좋아집니다.

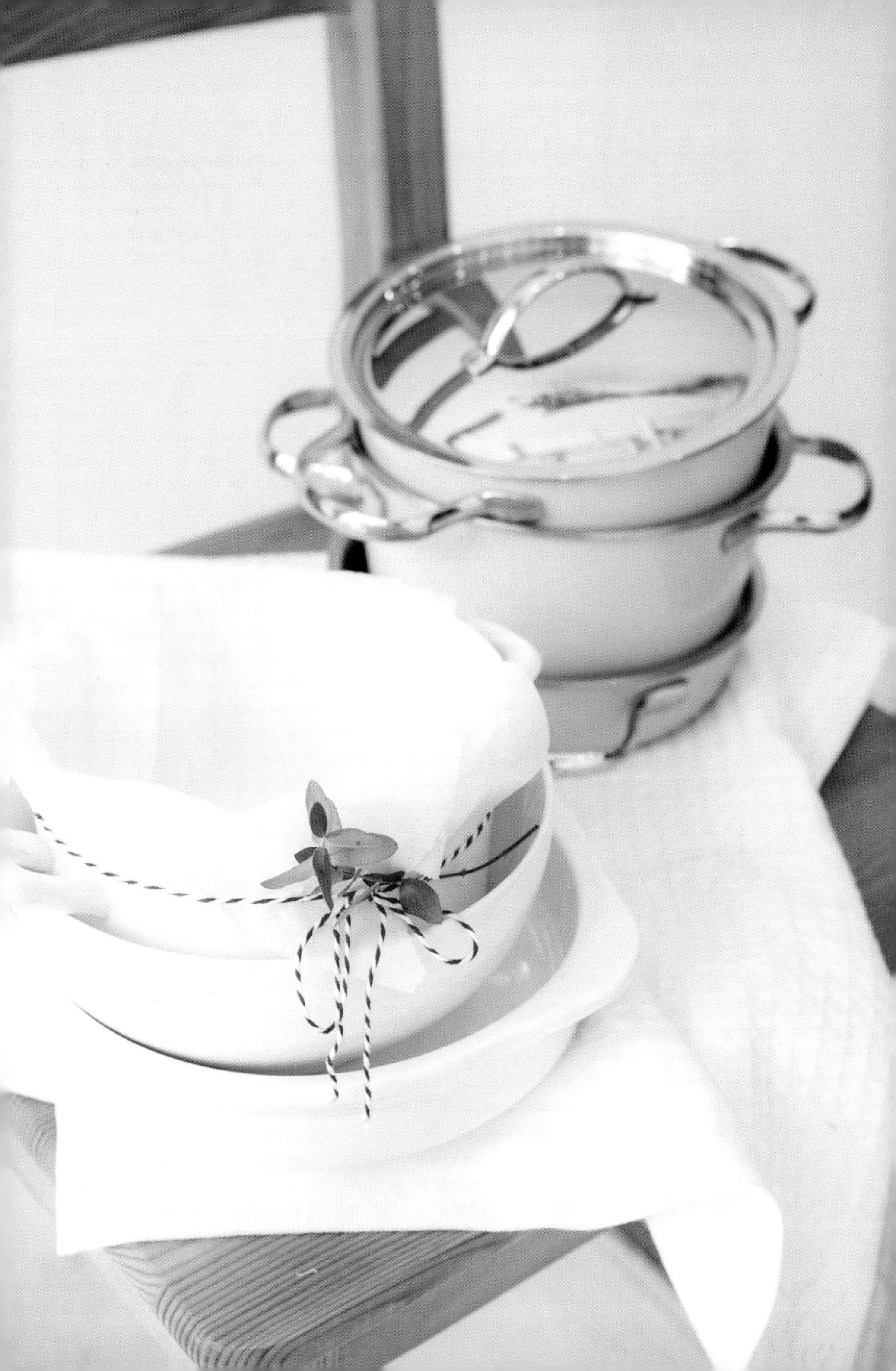

차돌박이 연어 두부초밥

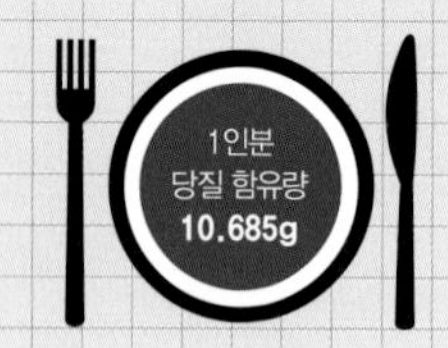

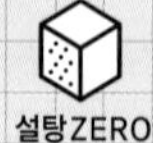

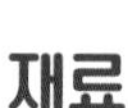

재료

2인분 분량

부침용 두부 380g, **차돌박이** 80g, **훈제연어** 80g, **양파** 40g, **쪽파** 10g, **연와사비** 3g, **소금 · 후추** 약간

> **마스카포네치즈소스** **마스카포네치즈** 120g, **우유** 10Ts(140ml), **소금** 2ts

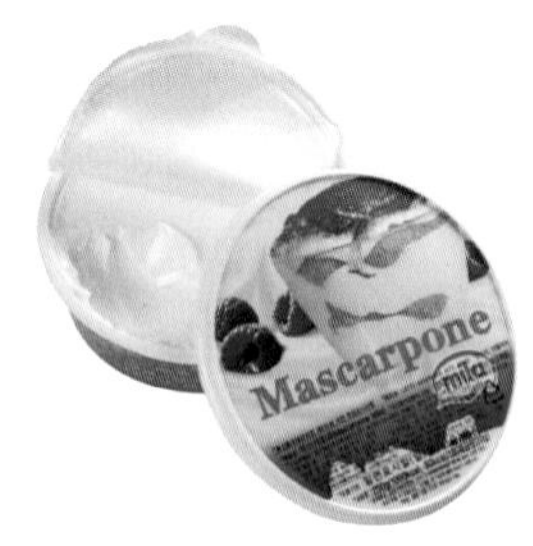

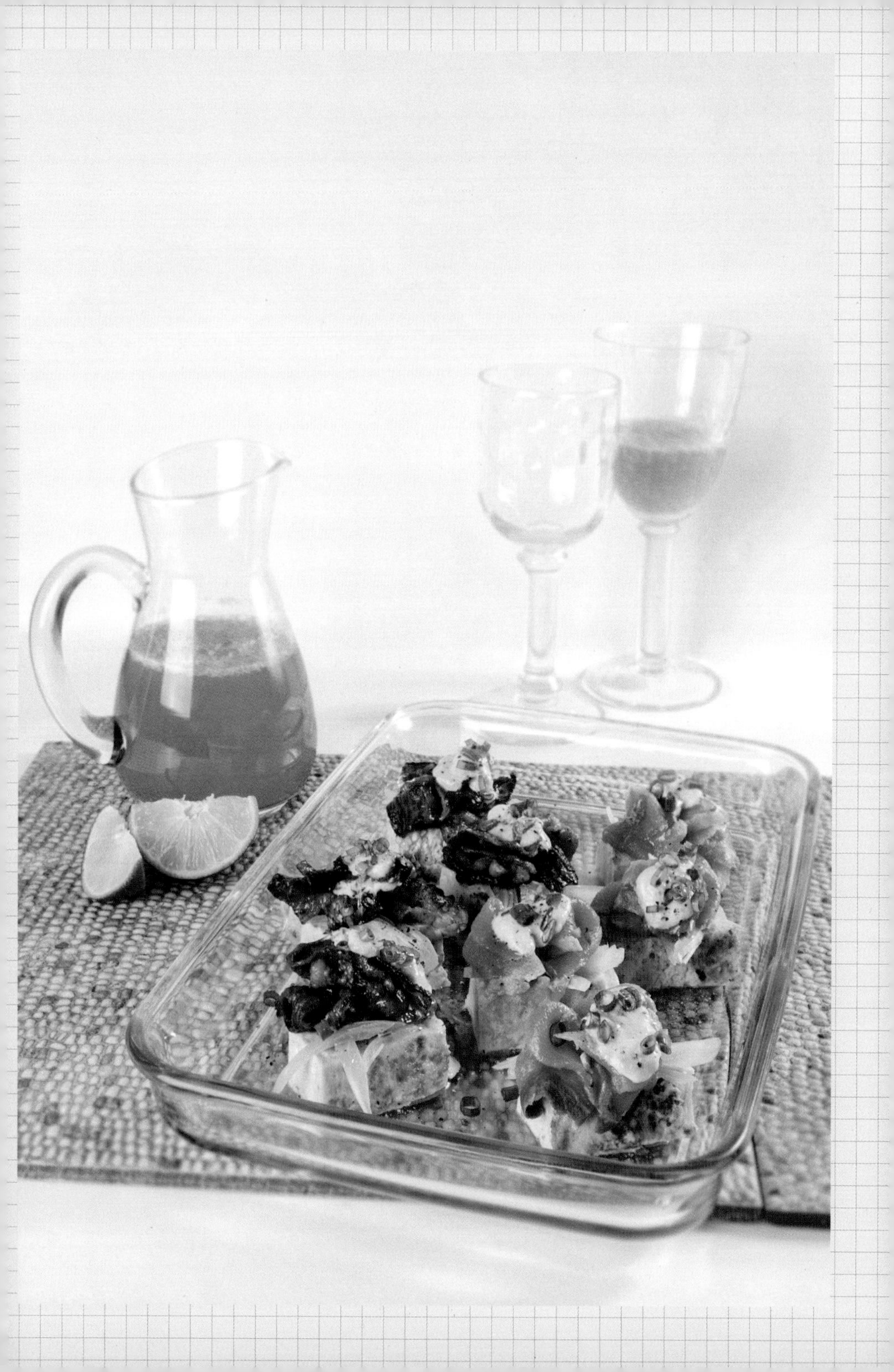

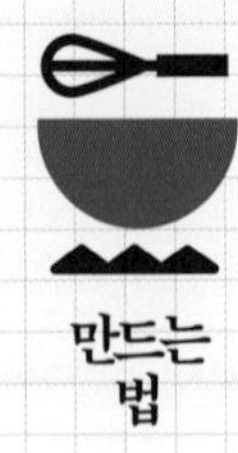

만드는 법

❶ 두부는 폭 5×10cm로 4쪽으로 잘라 키친타올에 올리고 약간의 소금을 뿌려둔다.

❷ 양파는 가늘게 채썰어 식초, 소금을 약간 넣은 물에 담가 매운맛을 빼 놓고, 쪽파는 송송 썰어 준비한다.

❸ 팬에 마스카포네치즈소스 재료를 분량대로 다 넣고 끓이다가, 마스카포네치즈가 다 녹으면 여기에 두부를 올리고 졸이면서 겉면을 노릇하게 굽는다.

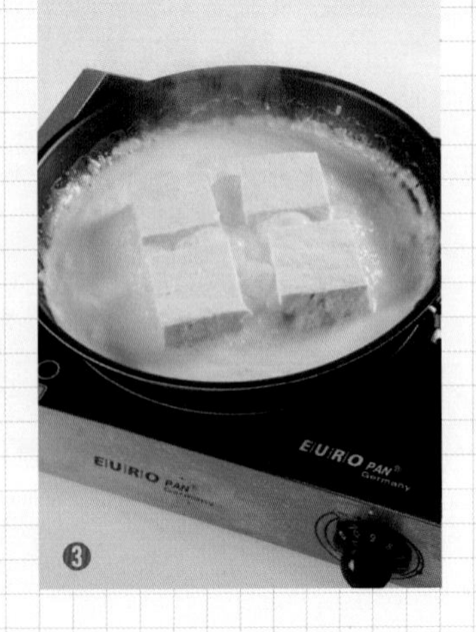

❹ 차돌박이는 팬에 소금, 후추를 약간 뿌려 노릇하게 구워 낸다.

❺ ❸의 두부를 한 쪽당 2~3등분씩 초밥 사이즈로 자르고, 연와사비를 콩알만큼씩 올린다.

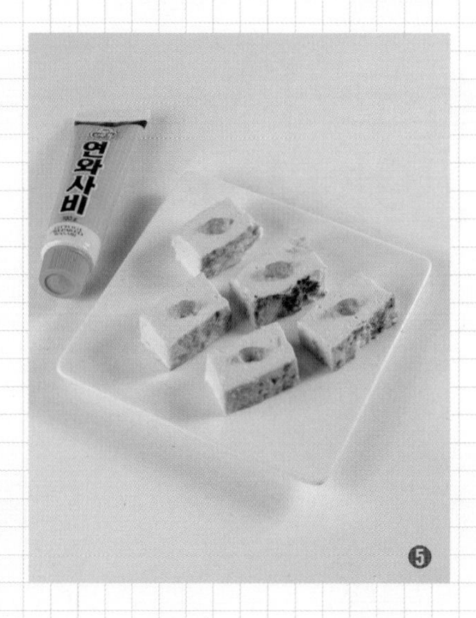

❻ 두부의 반에는 구운 차돌박이를 올린 후 남은 마스카포네치즈소스와 송송 썬 쪽파를 올리고, 나머지 두부 반에는 훈제연어를 올리고 마스카포네치즈소스와 채 썬 양파를 올리고 그레인 후추를 갈아 뿌리면 완성.

TIP **마스카포네치즈가 없을 때 :** 생크림, 수제 크림치즈, 파마산치즈가루, 소금 간을 해서 써보자. 마스카포네치즈는 우유로 만든 부드럽고 농도가 진한 크림으로 약간의 신맛이 있다. 제대로 된 티라미수에 들어가는 기본 치즈로, 당질 함유량은 100g당 2g이다.

불고기 곤약 팟타이

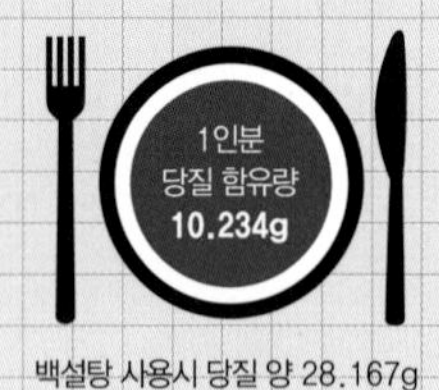

백설탕 사용시 당질 양 28.167g

초간단

재료

2인분 분량

실곤약 300g, **소불고기(설도 또는 차돌박이)** 120g, **숙주** 120g, **양파** 80g, **홍고추** 1개(10g), **달걀** 2개, **수제 굴소스** 1Ts, **액젓** 2Ts, **천연감미료** 3Ts, **레몬즙** 1ts, **마늘** 1톨(5g), **참나물** 약간(토핑용)

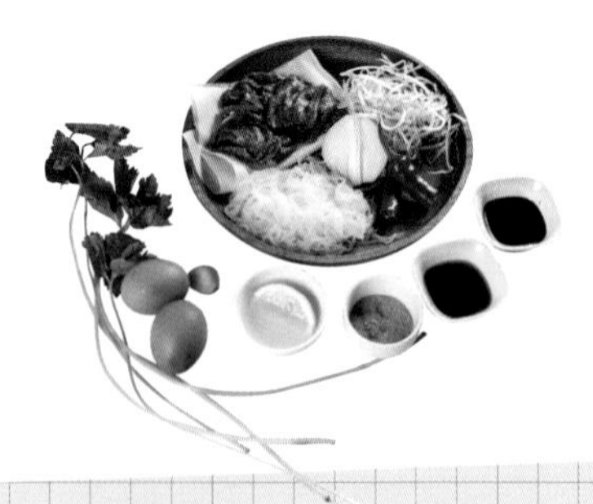

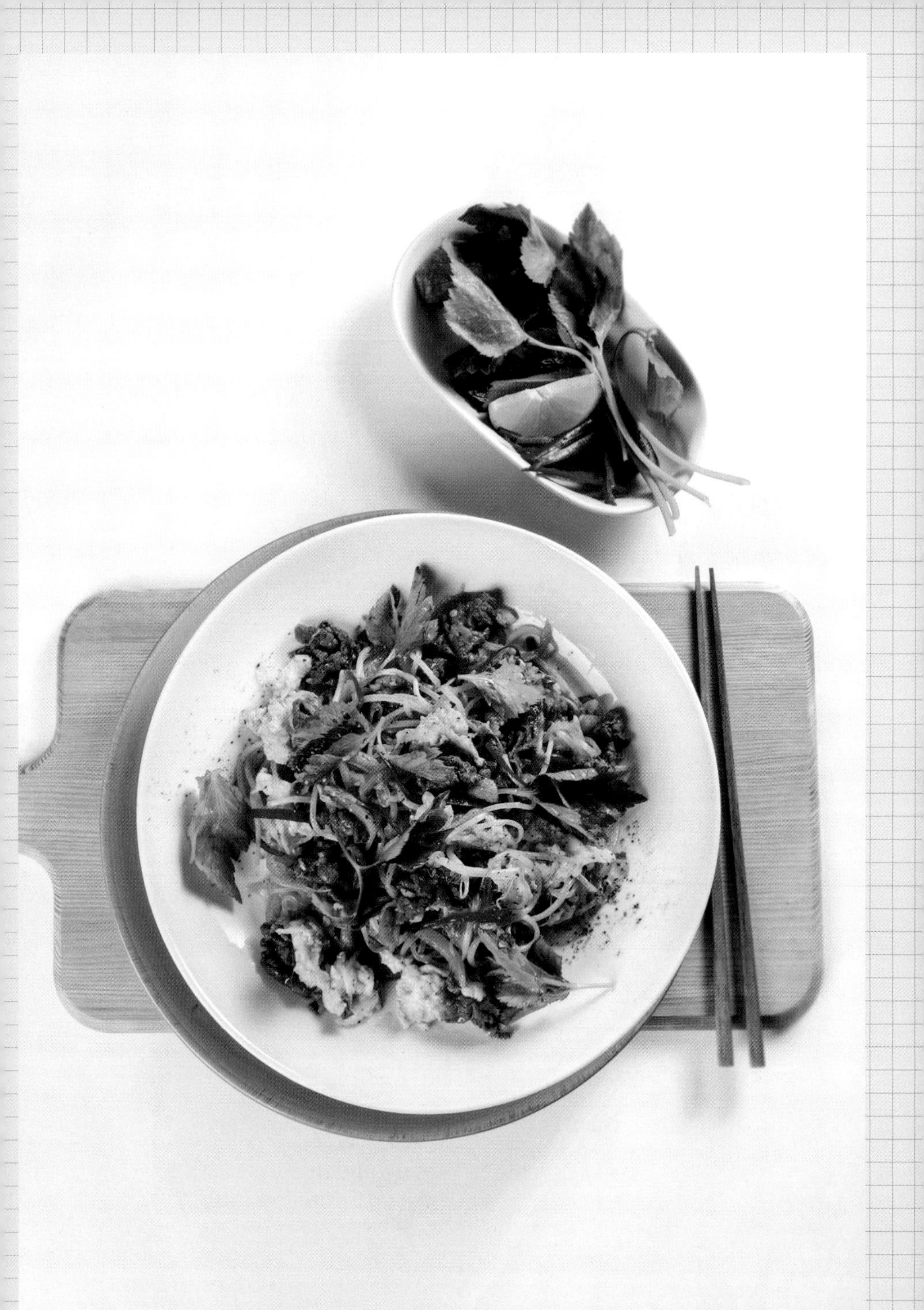

만드는 법

❶ 소불고기는 소금, 후추 간을 해서 재워두고, 달걀은 풀어서 스크램블에그를 해둔다.

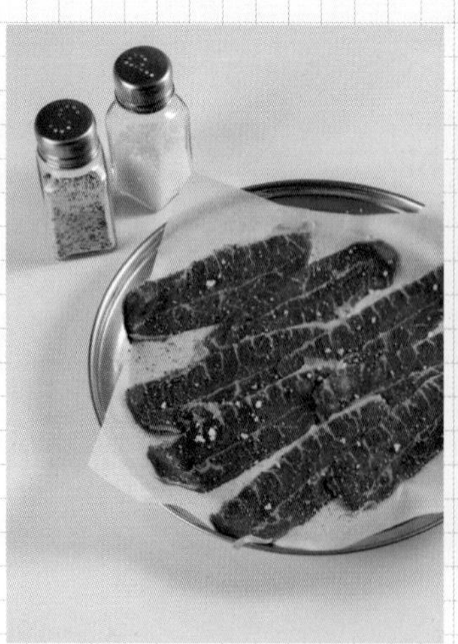

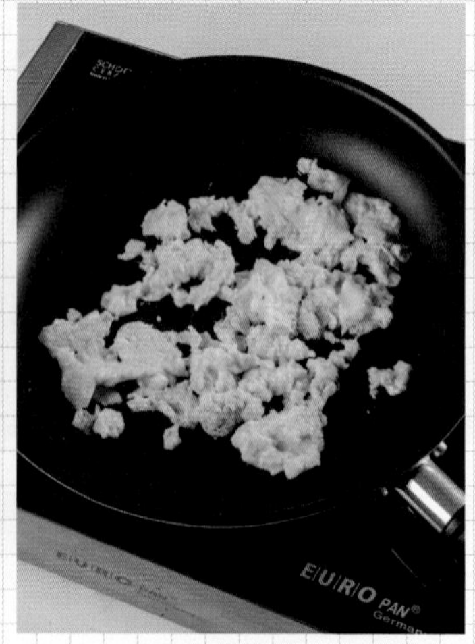

❷ 양파, 홍고추는 채썰고, 숙주는 머리, 뿌리를 제거하고, 마늘은 다져서 준비한다.

❸ 실곤약은 끓는 물에 식초를 약간 넣고 데쳐서 찬물에 헹구어 준비한다.

❹ 넓은 우묵한 팬에 기름을 두르고 먼저 다진 마늘을 볶아 향을 낸다. 썰어놓은 홍고추, 양파를 볶다가 소불고기도 넣어 함께 볶는다.

❺ ❹에 실곤약과 수제 굴소스(1장 참조), 액젓, 천연감미료, 레몬즙을 분량대로 넣어 함께 볶다가 준비해 둔 숙주와 스크램블에그를 넣고 함께 볶다가 불을 끈다. 참나물을 약간 올리면 완성.

TIP 수제 굴소스가 없을 때는 일반 진간장을 넣고 천연감미료를 약간 더 넣는다.

탄수화물 중독 간단 체크

- ☐ 밥을 먹기 귀찮아서 빵을 먹는다.
- ☐ 방금 식사를 마쳤지만 만족스럽지 않다.
- ☐ 배가 불러도 과자, 초콜릿, 케이크 등 단것을 또 먹고 있다.
- ☐ 잠들기 전에 야식을 먹지 않으면 잠이 안 온다.
- ☐ 스트레스를 받으면 단것이 당긴다.
- ☐ 오후 4~5시쯤 되면 입이 심심해져서 저녁밥을 기다릴 수 없다.
- ☐ 배가 고프지 않아도 음식을 먹고 있다.

3개 이상 체크했다면, 3일간의 당끊기를 지금 시작하세요!

소고기 완자 토마토커리

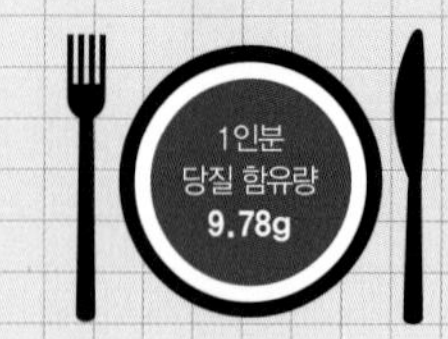

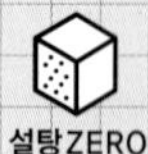

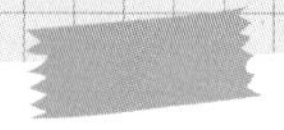

재료

2인분 분량

갈은 소고기 160g, **방울토마토** 8개(95g), **달걀** 1개, **브로콜리** 60g, **양파** 60g, **카레가루** 2Ts, **소금** $\frac{1}{2}$~$\frac{2}{3}$ts, **물** 2컵

> **소고기 완자 반죽** **달걀** 1개, **소금** · **후추** 약간

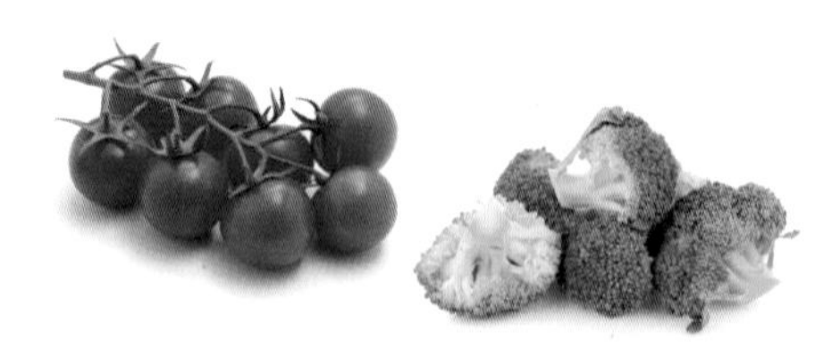

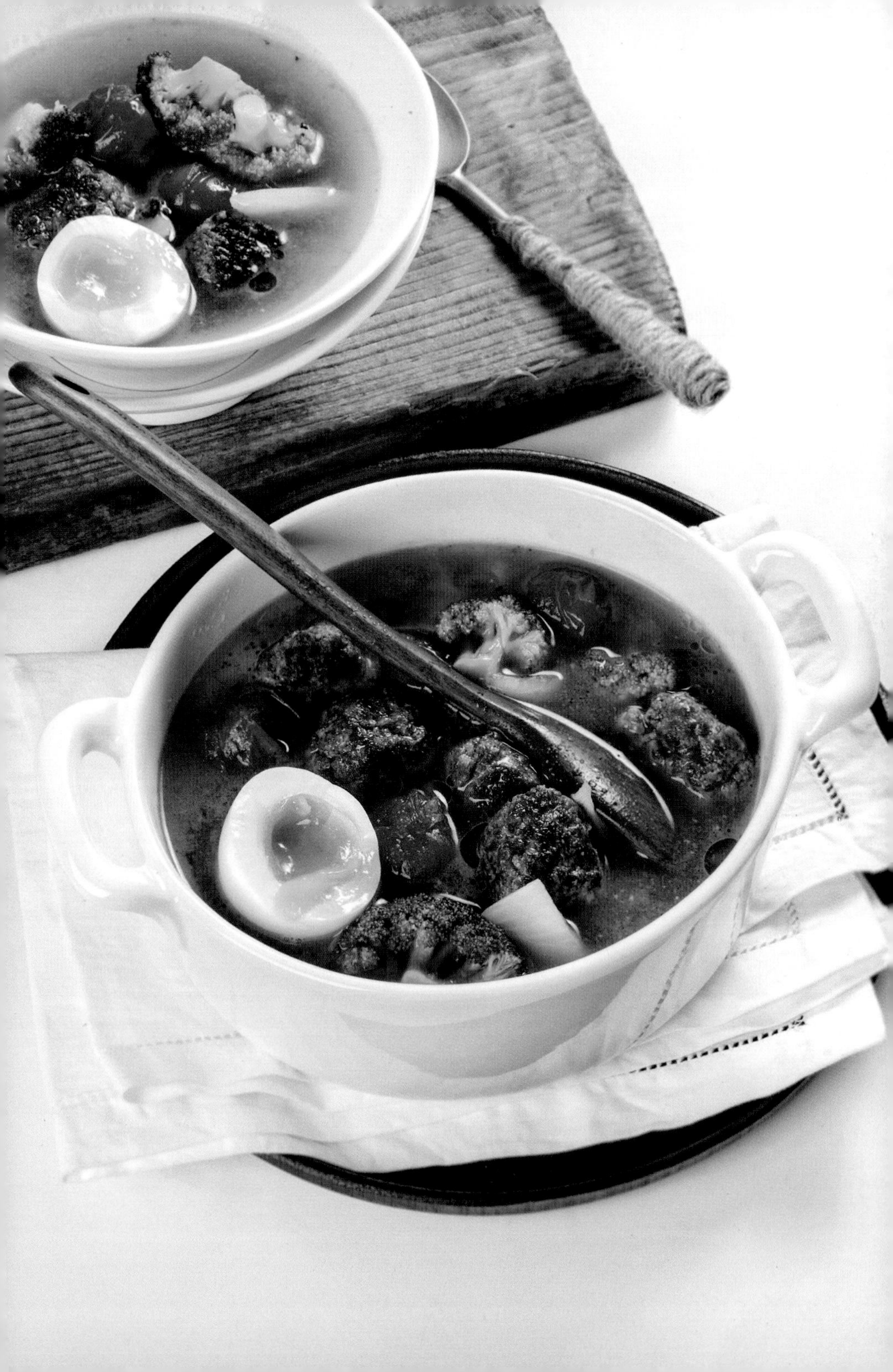

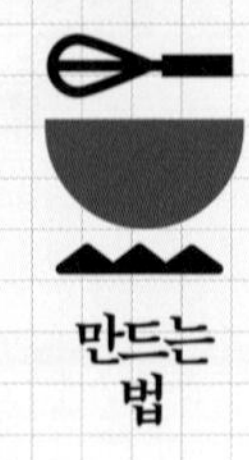

만드는 법

❶ 갈은 소고기에 달걀 1개와 소금, 후추로 간을 하고 많이 치대서 반죽을 만든다. 이것을 지름 3cm 크기의 완자로 동글동글하게 빚어 놓는다.

❷ 달걀은 끓는 물에서 8분간 익혀 반숙 상태로 준비해 놓고 (55g 달걀 기준. 달걀이 크면 시간을 늘린다), 방울토마토는 꼭지를 따고 십자 칼집을 내 놓는다. 양파는 큼직하게 썬다.

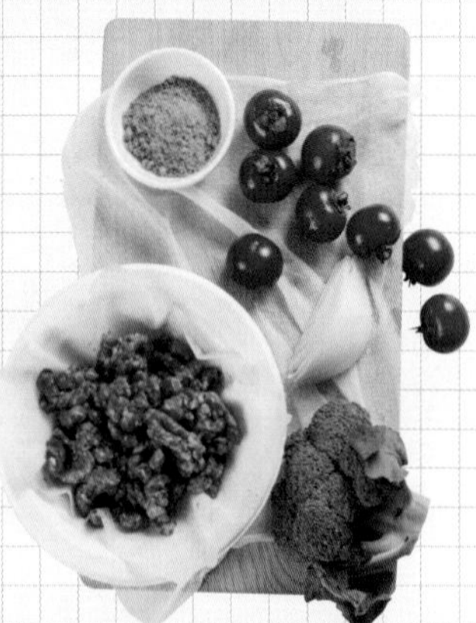

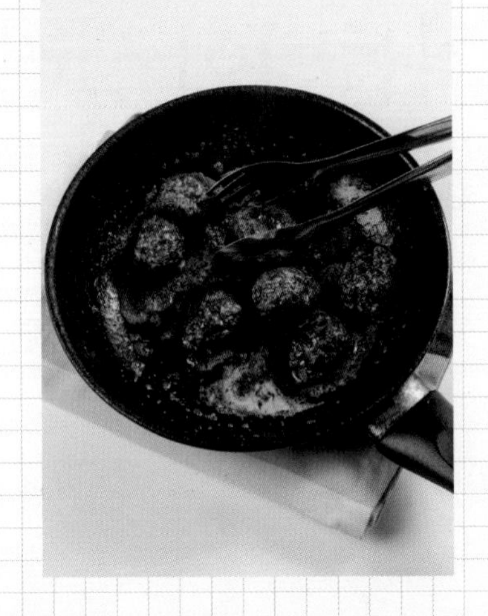

❸ 기름을 두른 냄비에 동글하게 빚어 놓은 소고기 완자를 굴려가며 겉이 노릇하게 익힌다.

❹ 완자를 꺼내 놓은 냄비에 브로콜리, 칼집 낸 방울토마토, 양파를 넣고, 약간의 소금, 후추를 넣어 함께 볶다가 ❸의 소고기 완자와 물 2컵을 넣고 끓인다.

❺ ❹의 냄비에서 물이 어느 정도 끓으면 불을 약하게 줄이고 카레가루 2Ts과 소금 $\frac{1}{2}$~$\frac{2}{3}$ts를 넣고 풀면서 저어준 후 5분 정도 더 끓인다. 그릇에 담아 반숙한 달걀을 잘라 올려내면 완성.

차돌박이 샐러드 곤약 차우면

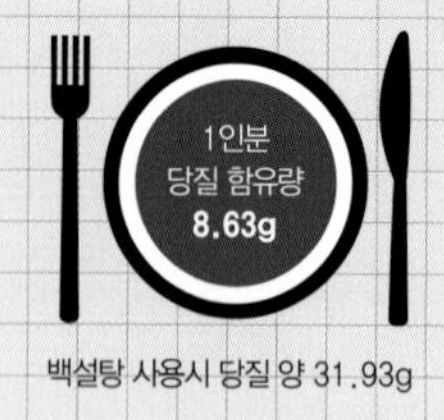

백설탕 사용시 당질 양 31.93g

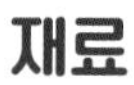

재료

2인분 분량

차돌박이 120g, **실곤약** 160g, **비트. 케일잎** 20g, **영양부추** 20g, **달걀** 2개, **소금 · 후추** 약간

> **실곤약 기본 양념** **액젓** 2ts, **천연감미료** 2ts, **다진 마늘** 2톨

> **핫 데리야끼소스** **데리야끼소스(마늘** 2톨, **간장** 4Ts, **가쯔오부시** 2g, **천연감미료** 4Ts, **물** 6Ts 끓여서 체에 거른 것), **양파** 30g, **홍고추** 1개(10g), **매운 건작은고추** 2개, **후추** 약간

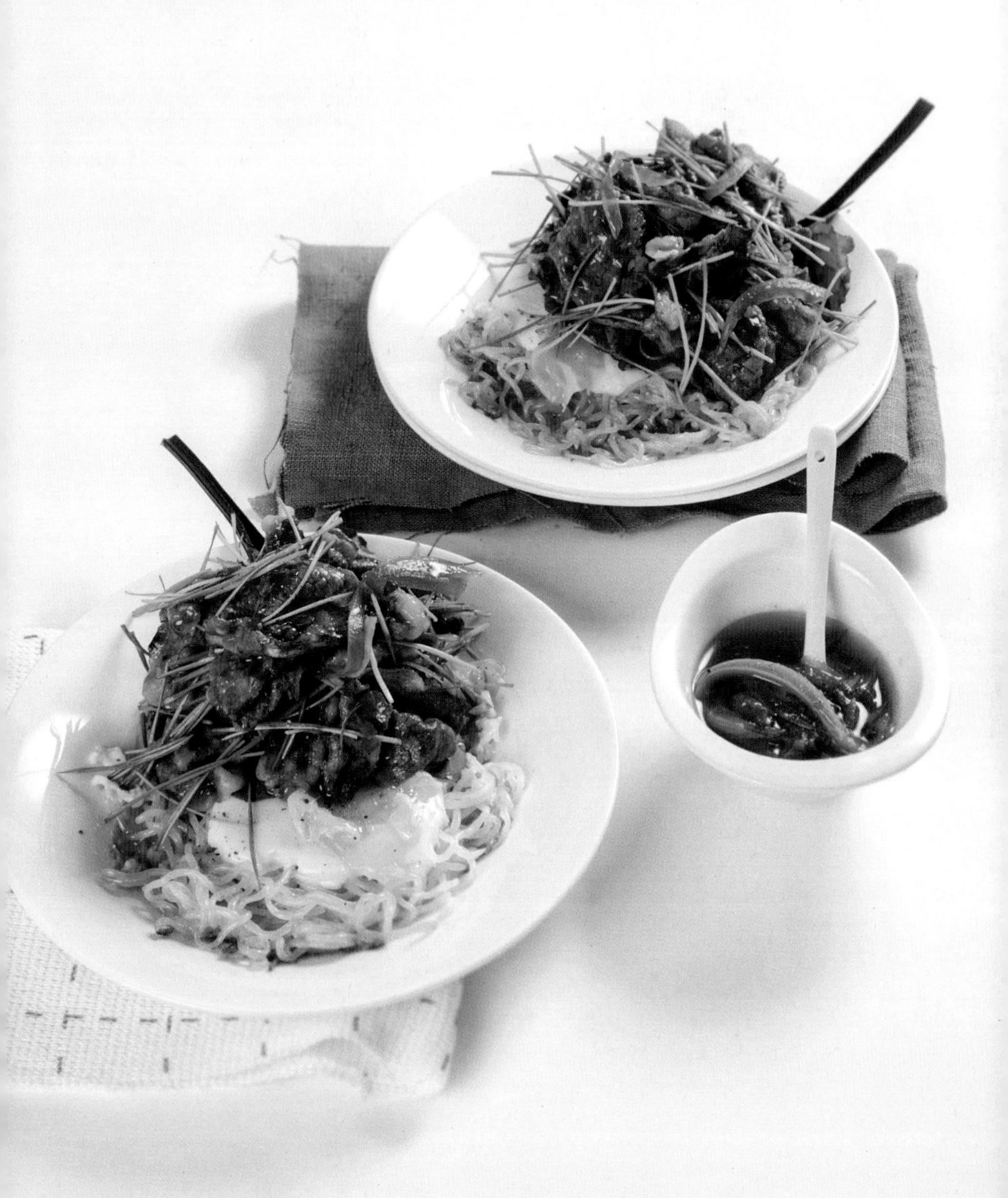

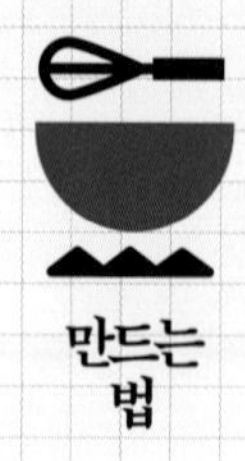

만드는 법

❶ 실곤약은 끓는 물에 식초 약간을 넣어 한번 데쳐낸 후 찬 물에 헹궈 놓는다.

❷ 냄비에 실곤약과 실곤약 기본 양념(액젓, 천연감미료, 다진 마늘)을 분량대로 넣고 간이 배일 때까지 바글바글 끓이며 졸인다.

❸ 비트 · 케일잎은 반으로 썰고, 영양부추는 4cm 길이로 썰어서 준비한다.

❹ **핫 데리야끼소스** ① 양파는 가늘게 채썰고, 홍고추와 매운 건작은고추는 잘게 다져서 준비한다.

❺ **핫 데리야끼소스** ② 냄비에 기름을 두르고 채썬 양파를 익을 때까지 볶다가 기본 데리야끼소스(1장 참조)를 넣고, 다져놓은 홍고추, 매운 건작은고추, 후추 약간을 넣어 한

번 파르르 끓으면 불을 끈다.

❻ **곤약 차우면** 팬에 기름을 두르고 중불에서 ❷의 실곤약면을 살짝 볶다가 2등분으로 나누어 둥그렇게 깔고 그 위에 한 덩어리당 계란 1알씩 깨 올린다. 뚜껑을 덮고 약불에서 계란 흰자가 익을 때까지 3분 정도 익힌다.

❼ 차돌박이는 뜨거운 팬에 소금, 후추 간을 살짝 하고 노릇하게 구워낸다.

❽ ❻의 계란 흰자가 익으면 곤약차우면을 그릇에 담고, 그 위에 비트, 케일잎을 올린 후 구워낸 차돌박이를 영양부추와 함께 버무려 올려준다. 여기에 핫 데리야끼소스를 뿌려주면 완성.

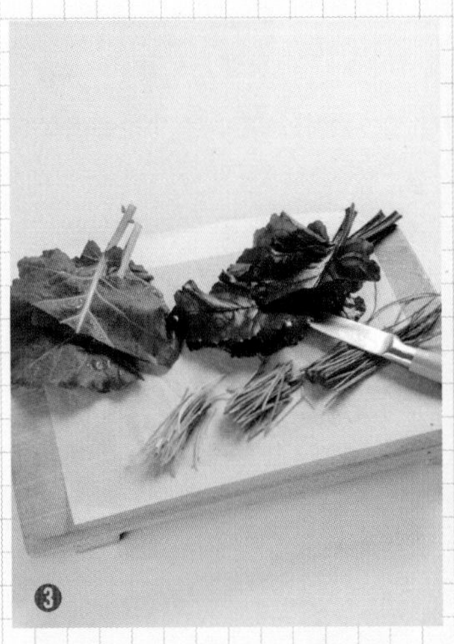
❸

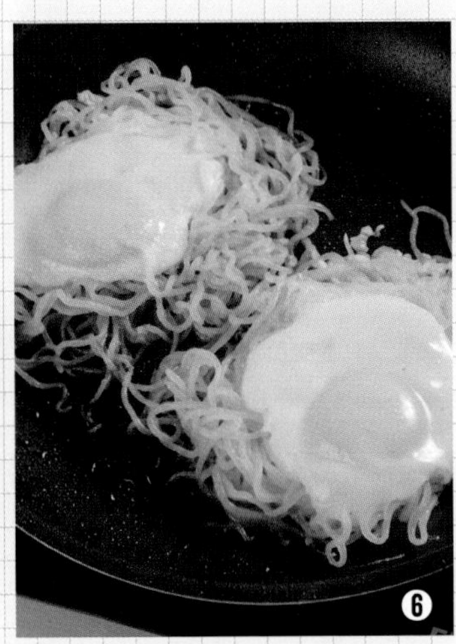
❻

깨튀김옷 목심 깐풍기

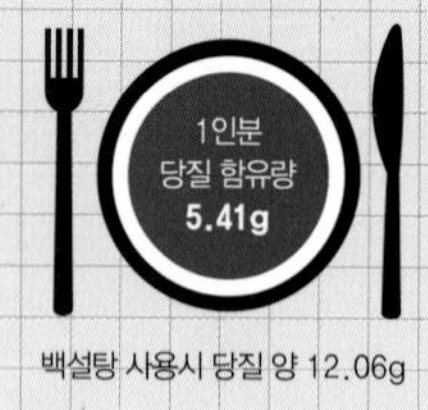

백설탕 사용시 당질 양 12.06g

재료

2인분 분량

돼지고기(목심) 160g, **청경채** 30g, **양송이** 20g, **숙주** 50g, **홍고추** $\frac{1}{2}$개(5g), **마늘** $\frac{1}{2}$톨 다진것, **참기름** $\frac{1}{2}$ts

> **돼지고기 깨튀김옷** **깨** 2Ts(10g), **달걀** 1개, **물** 1Ts, **소금** 2꼬집

> **칠리양파소스** **양파** 30g, **건작은고추** 3개, **수제 굴소스** 1Ts, **천연감미료** 1Ts+1ts, **물** 2Ts

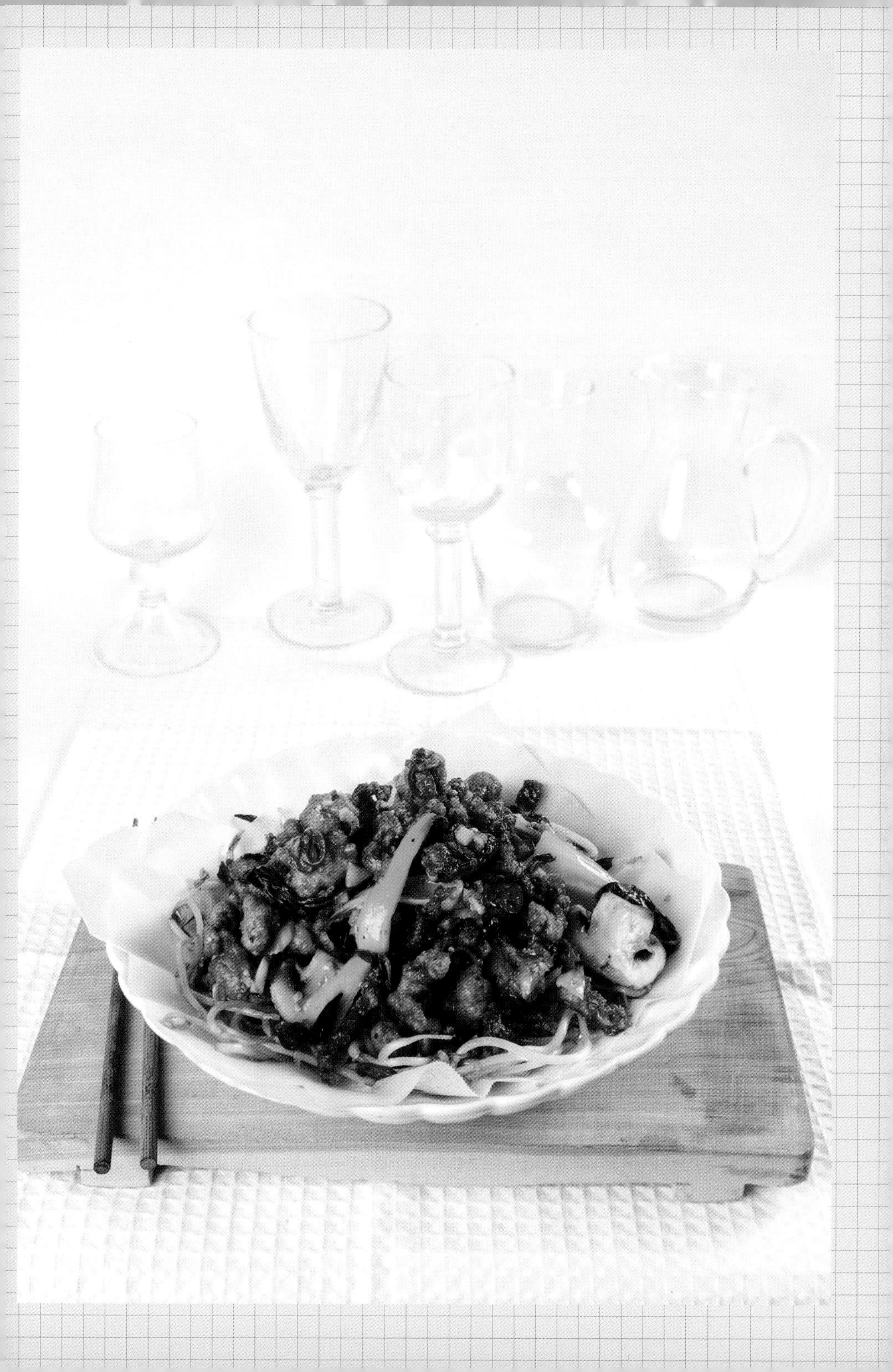

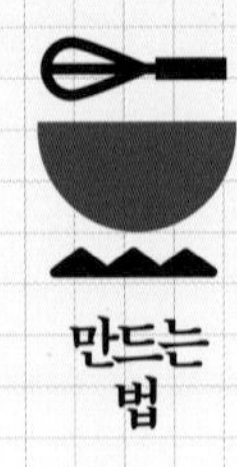

만드는 법

❶ 돼지고기는 두께가 0.5~0.7cm로 얇게, 한입 크기로 썰어 소금, 후추 간을 해둔다.

❷ 양송이는 반으로 썰고, 홍고추는 얇게 송송 썰고, 청경채는 큰 것만 한 번 자른다.

❸ 절구에 깨를 갈아 준비해 놓고, 깨튀김옷을 만든다(1장 참조).

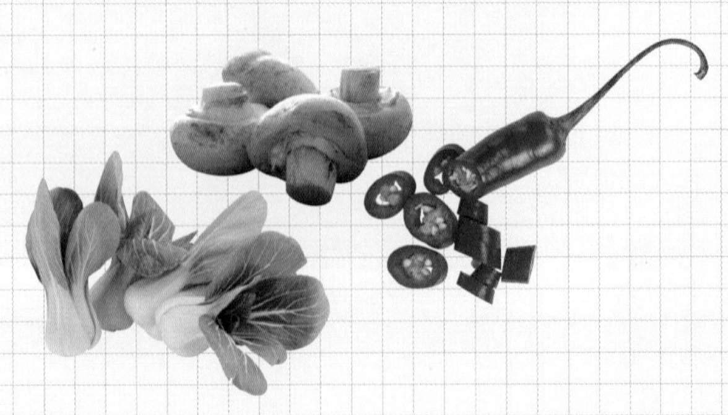

❹ 소금, 후추 간에 재워둔 돼지고기를, 만들어 둔 튀김옷을 발라 170~180도의 기름에 바싹 고기가 익을 만큼 튀겨낸 후 꺼낸다. 잠시 식혔다가 다시 한 번 기름에 튀겨낸다.

❺ **칠리양파소스** 절구에 양파를 채썰어 넣어 곱게 다진 후, 여기에 건작은고추도 부셔 넣고 나머지 소스 재료를 모두 넣어 섞는다.

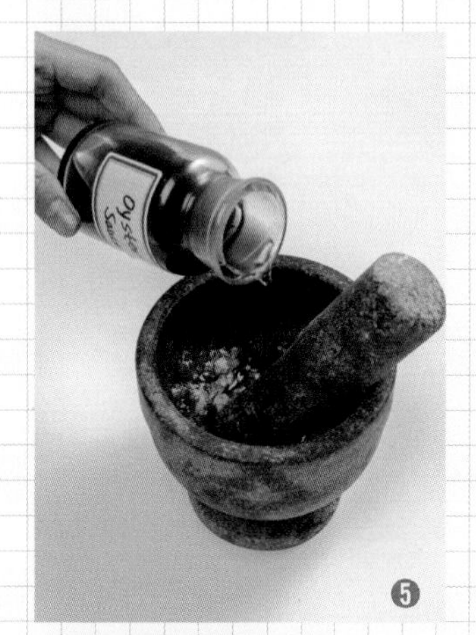
❺

❻ 팬에 기름을 약간 두르고 다진 마늘을 볶아 향을 내다가 썰어놓은 양송이와 청경채를 넣고 살짝 볶고, 여기에 ❺의 소스를 넣어 바글 끓인 다음 튀겨놓은 돼지고기를 넣고, 센불에 함께 볶다가 썰어놓은 홍고추와 참기름을 넣고 버무린 후 불을 끈다.

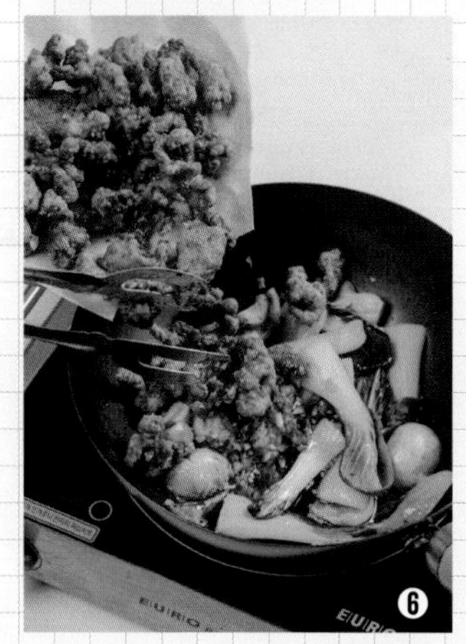
❻

❼ 그릇에 볶아놓은 돼지고기를 담고, 고기와 소스를 볶던 냄비의 남은 소스에 숙주를 넣고 센불에 30초~1분간 볶아 그릇에 곁들어 내면 완성.

부채살 단호박 깻잎말이

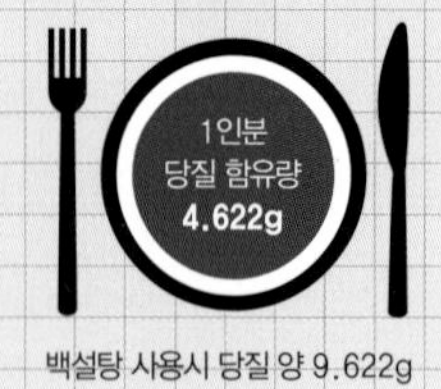

백설탕 사용시 당질 양 9.622g

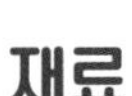

재료

2인분 분량

샤브샤브용 소고기(부채살 12장) 140g, **깻잎** 12장(20g), **단호박** 80g, **꽈리고추** 1개(4g), **홍고추** $\frac{1}{2}$개(5g), **잣** 2g, **소금 · 후추** 약간, **꼬치** 12개

> **고추멸치소스 꽈리고추** 5개(22g), **표고버섯** 1개(12g), **국물용 멸치** 5마리(4g), **수제 감초 수국 맛간장** 1Ts, **천연감미료** 1Ts, **깨** 1ts, **물** 1Ts

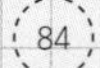

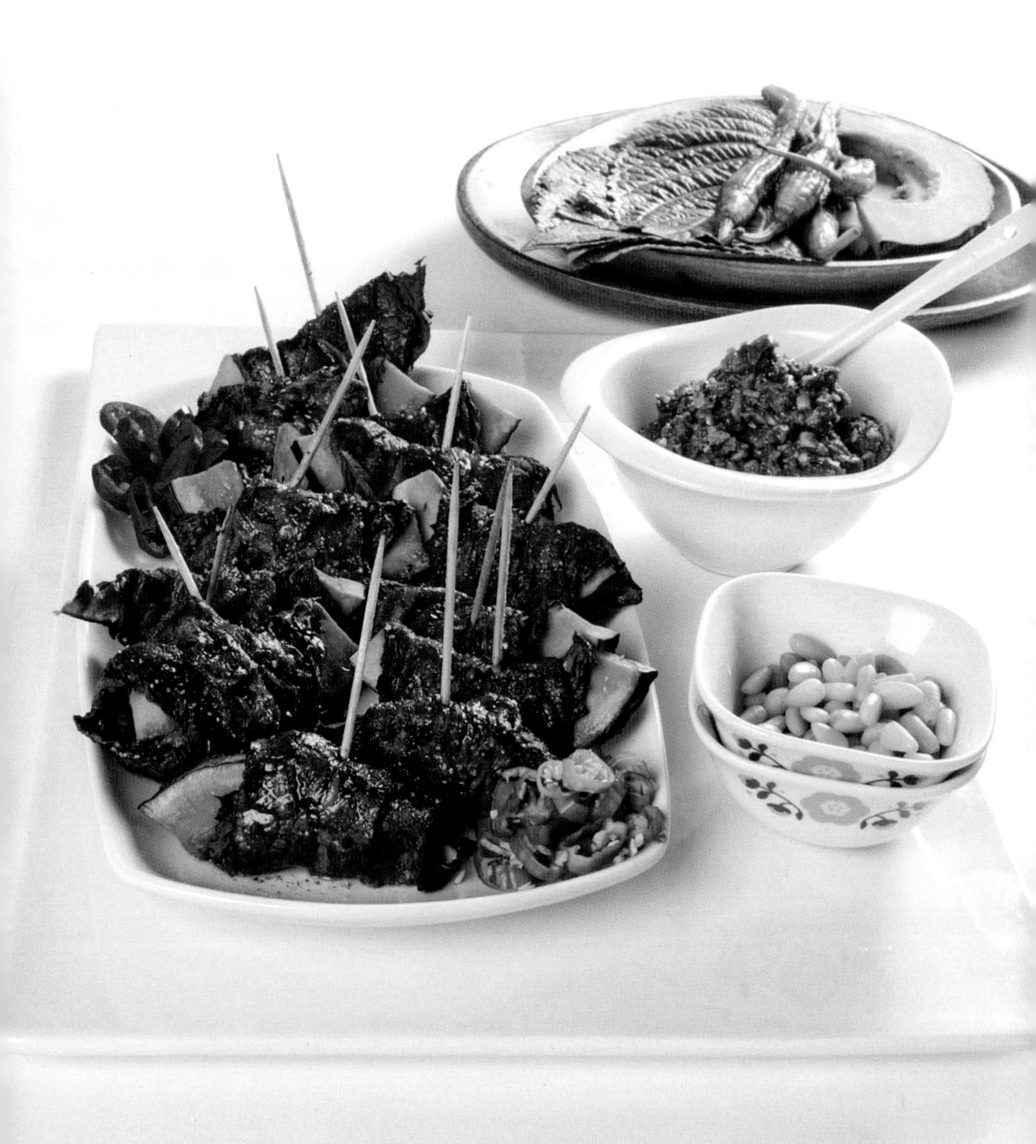

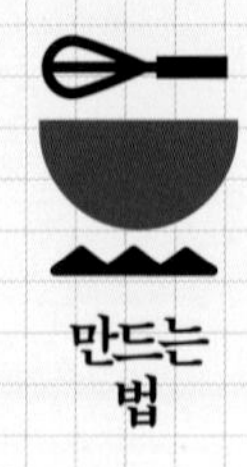

❶ 국물용 멸치는 머리와 내장을 뺀 후 기름 없는 팬에 한번 볶아서 믹서에 곱게 갈아 둔다.

❷ 소스용 꽈리고추 5개는 송송 썰어 절구에 넣어 짓이겨 다지고, 표고버섯은 잘게 썬다.

❸ **고추멸치소스** 냄비에 멸치가루, 수제 감초 수국차 맛간장, 천연감미료, 깨, 물, 잘게 썰어놓은 표고버섯을 넣고 한번 볶아낸 후, 절구에 빻아놓은 꽈리고추를 넣고 섞는다.

❹ 단호박은 두께 0.5cm로 썰어 준비하고, 꽈리고추와 홍고추는 가늘게 송송 썬다.

TIP **단호박이 단단해서 칼로 자르기 어려울 때:** 생단호박을 자를 때는 꼭지 쪽이 단단해서 자르기 어렵기 때문에 꼭지 쪽을 피해서 반을 먼저 썰고, 반으로 잘린 단면을 도마에 닿도록 엎어놓고 썰면 안전하게 자를 수 있다. 전자렌지에 2~3분 돌려서 살짝 익힌 다음에 자르는 방법도 있다.

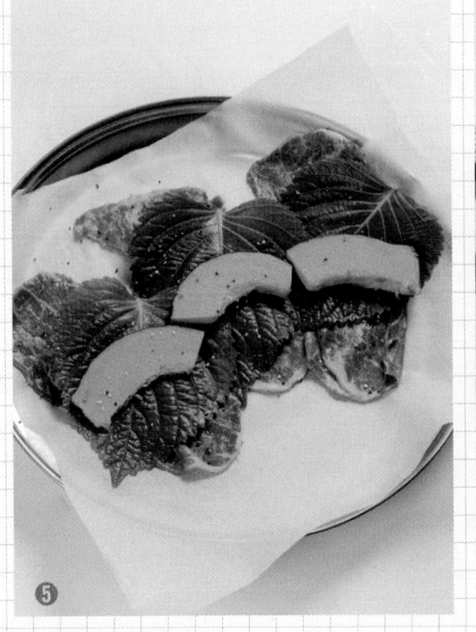
❺

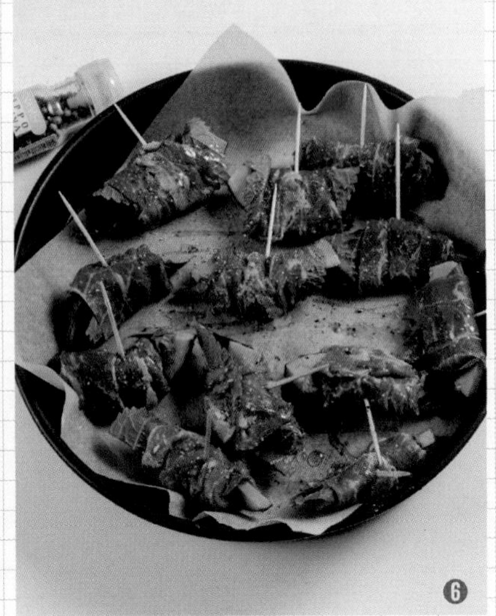
❻

❺ 부채살은 한쪽 면에 소금, 후추를 약간 뿌리고, 부채살 한 장당 깻잎 한 장을 올린다(깻잎이 크면 반 장). 그 위에 썰어놓은 단호박을 올린 후 여기에도 약간의 소금을 뿌리고, 함께 돌돌 말아 꼬치로 고정시킨다.

❻ 오븐용 팬에 종이호일을 한 장 깔고 ❺의 꼬치를 담는다. 그 위에 후추와 오일을 약간 뿌리고 190도로 예열한 오븐에 15분간 굽는다.

❼ 오븐에서 구운 부채살 꼬치를 그릇에 담고, 준비해둔 고추멸치소스를 위에 올린 후, 송송 썰어놓은 꽈리고추와 홍고추, 잣을 하나씩 올리면 완성.

구운배추 부채살 홀그레인머스터드 샐러드

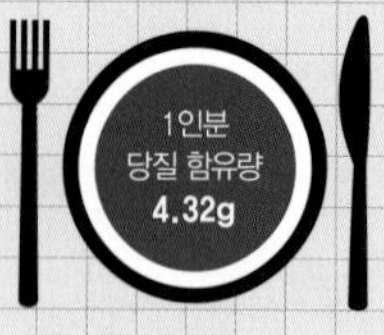

백설탕 사용시 당질 양 6.70g

재료

2인분 분량

얼갈이배추 큰잎 8장(95g), **참나물** 20g, **소고기 부채살(샤브샤브용)** 150g, **호두** 40g, **수제 두부마요네즈** 4Ts(50g), **홀그레인머스터드** 1Ts(15g), **올리브유** 1ts, **깨** 1ts(3g), **소금 · 후추** 약간

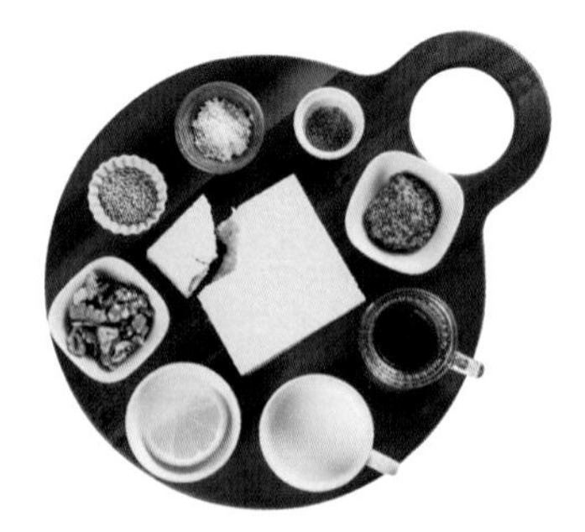

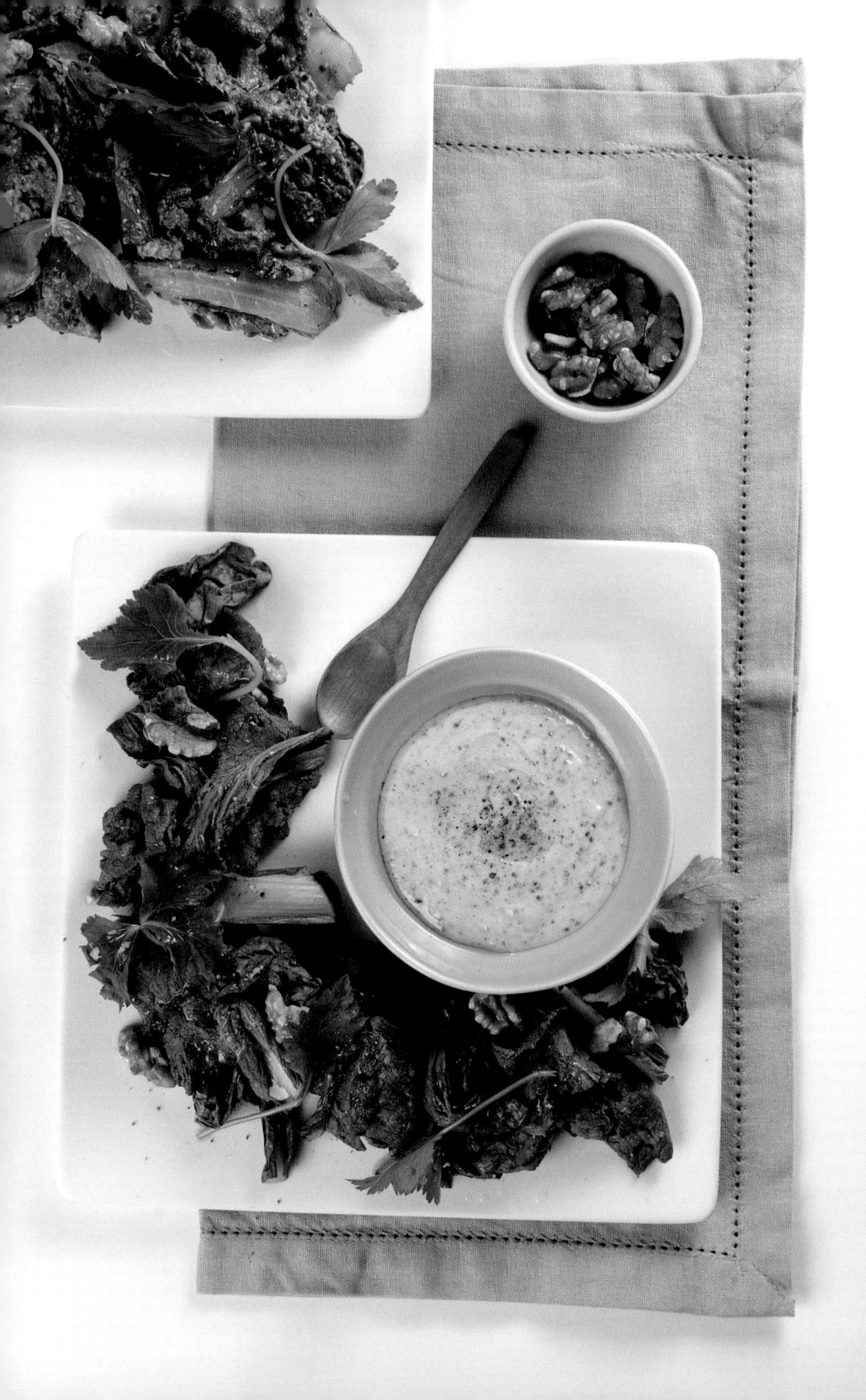

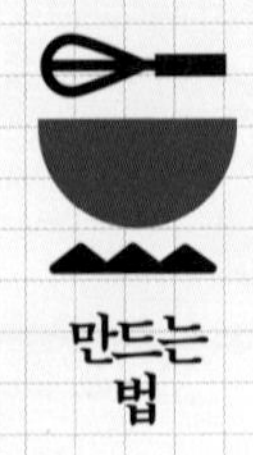

❶ 소고기 부채살은 한 장씩 펴서 약간의 소금, 후추 간을 해둔다.

❷ 호두는 기름 없는 팬에 굴려가며 볶아주고, 참나물은 먹기 좋은 크기로 썰어 놓는다.

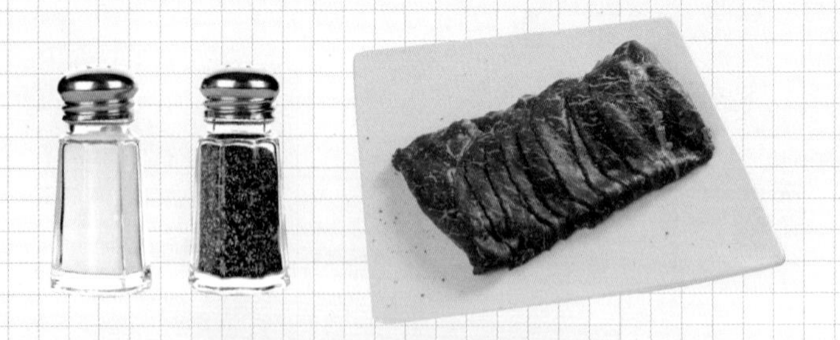

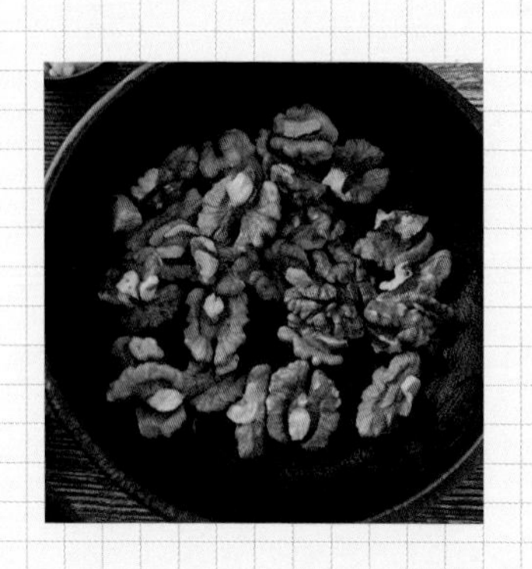
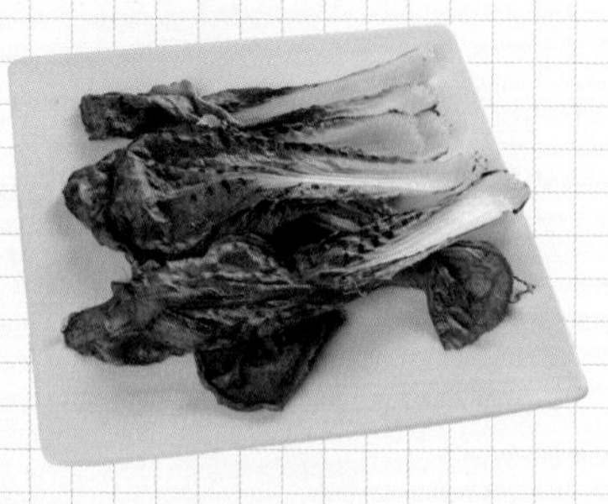

❸ 기름 없는 그릴팬을 달구어 씻어놓은 얼갈이 배추잎을 앞뒤로 그릴 자국이 나도록 구워낸 후 먹기 좋은 크기로 자른다.

❹ **홀그레인머스터드 두부소스** 미리 만들어 놓은 수제 두부마요네즈(1장 참조) 4Ts와 홀그레인머스터드 1Ts를 섞어 소스를 준비해 둔다.

❺ 기름 없는 팬에 미리 소금, 후추 간을 해둔 소고기 부채살을 앞뒤로 노릇하게 구워낸다.

❻ 큰 볼에 구워놓은 소고기 부채살, 구운 얼갈이배추잎, 참나물, 볶아놓은 호두, 홀그레인머스터드 두부소스를 모두 넣어 버무린 후, 올리브유(1ts)와 깨(1ts), 후추 약간을 뿌려 한번 더 버무리면 완성.

잠깐! 알고 먹읍시다

당질 없는 천연감미료에 대하여

'과일은 먹지 않고 채소의 단맛만을 활용해서 요리한다.' 이 책에서 레시피를 짜면서 세웠던 원칙입니다. 설탕을 써야 하는 경우에는 당질 제로(0) 천연감미료를 활용하고 있지요. 나한과 엑기스로 만든 라칸토S, 허브 식물에서 추출한 스테비아 같은 천연감미료에는 에리스리톨이나 이눌린 같은 당알콜 성분이 들어가 있습니다. 당알콜은 몸으로 흡수되지 않거나 에너지원으로 바뀌지 않아 그대로 소변을 통해 배설되므로 칼로리 제로(0)라고 이야기합니다. 그런 이유로, 탄수화물로 분류되긴 하지만 이 책에서 말하는 당질과는 분류해서 이야기합니다. 『당을 끊는 식사법』의 저자 이시와키 슌지가 추천한 '라칸토S'라는 제품에도 에리스리톨이라는 당알콜 성분이 들어가 있습니다. 옥수수에서 추출한 전분을 발효시켜 만든다고 하는데요. 혈당 수치와 인슐린 분비에 별다른 영향이 없기 때문에 당뇨병에 쓰이기도 합니다.

그런데 혹시 이런 분들이 있을까요? '당질 제로 천연감미료가 있는데 왜 단맛을 참아야 하지, 마음 놓고 천연감미료 듬뿍 넣어서 먹을 테야.'라고 생각하시는 분? 당알콜 성분이 몸에서 체지방으로 바뀌지 않는다고는 해도 많이 먹으면 이 또한 혈당 수치를 높인다는 일부 주장도 있습니다(에리스리톨의 경우는 괜찮다고 하니 안심하시길). 이 책의 레시피에서는 천연감미료를 쓸 때 라칸토S를 쓰고 있는데, 그 이유는 일반 설탕과 같은 용량으로 요리할 수 있기 때문입니다. 에리스리톨로 만드는 라칸토S에는 '체질에 따라 다량 섭취하면 설사를 유발할 수 있다'는 경고 문구가 적혀 있습니다. 여기서 '다량'이라는 것은 상식적인 선에서라면 먹을 리 없는 양이긴 합니다.

어쨌거나 중요한 건 단맛에 길들여진 식습관을 건강하게 바꾸는 것입니다. 천연감미료는 좋은 습관을 만들기 위해 도움을 주는 제품이지만 과용하지는 않는 쪽이 현명할 것 같습니다. 간혹 비탄수화물 다이어트를 했는데 왜 살이 안 빠질까 고민하는 분들을 볼 수 있는데요. 곡물을 먹지 않았으되 다른 단것들을 나도 모르게 먹고 있었던 건 아닐까 점검해 보시길 바랍니다. 소스, 음료, 과일 등을 점검해 보세요.

* 라칸토S를 수입하는 사라야코리아의 제공 자료를 참고했습니다.

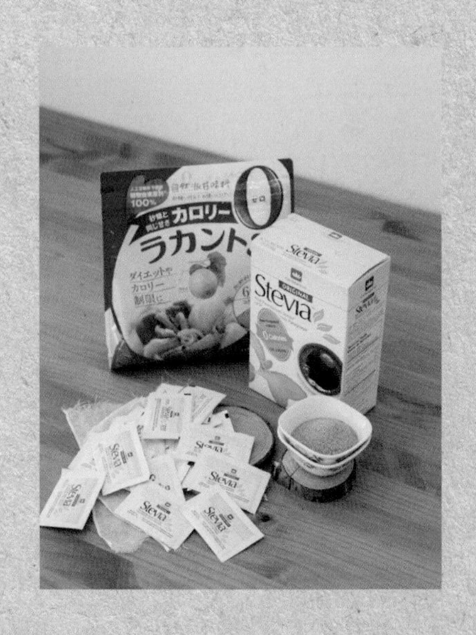

Chapter 3

고기가 지겨워질 때! 해물 요리

골고루 탄백질을 섭취하는 당 끊기 메뉴를 먹으면

3일째부터 웬만해서는 배가 고프지 않고

간식 생각이 나지 않기 때문에 자연스럽게 먹는 양이 줄어듭니다.

따라서 1일 2식이 쉽게 가능해지는 사람도 많습니다.

또 자주 먹던 주전부리에 설탕이 정말 많이 들어가 있다는 것을 깨닫게 되기도 합니다.

혀로 느끼는 미각을 다시 되찾는 것, 당 끊기의 또 다른 매력입니다.

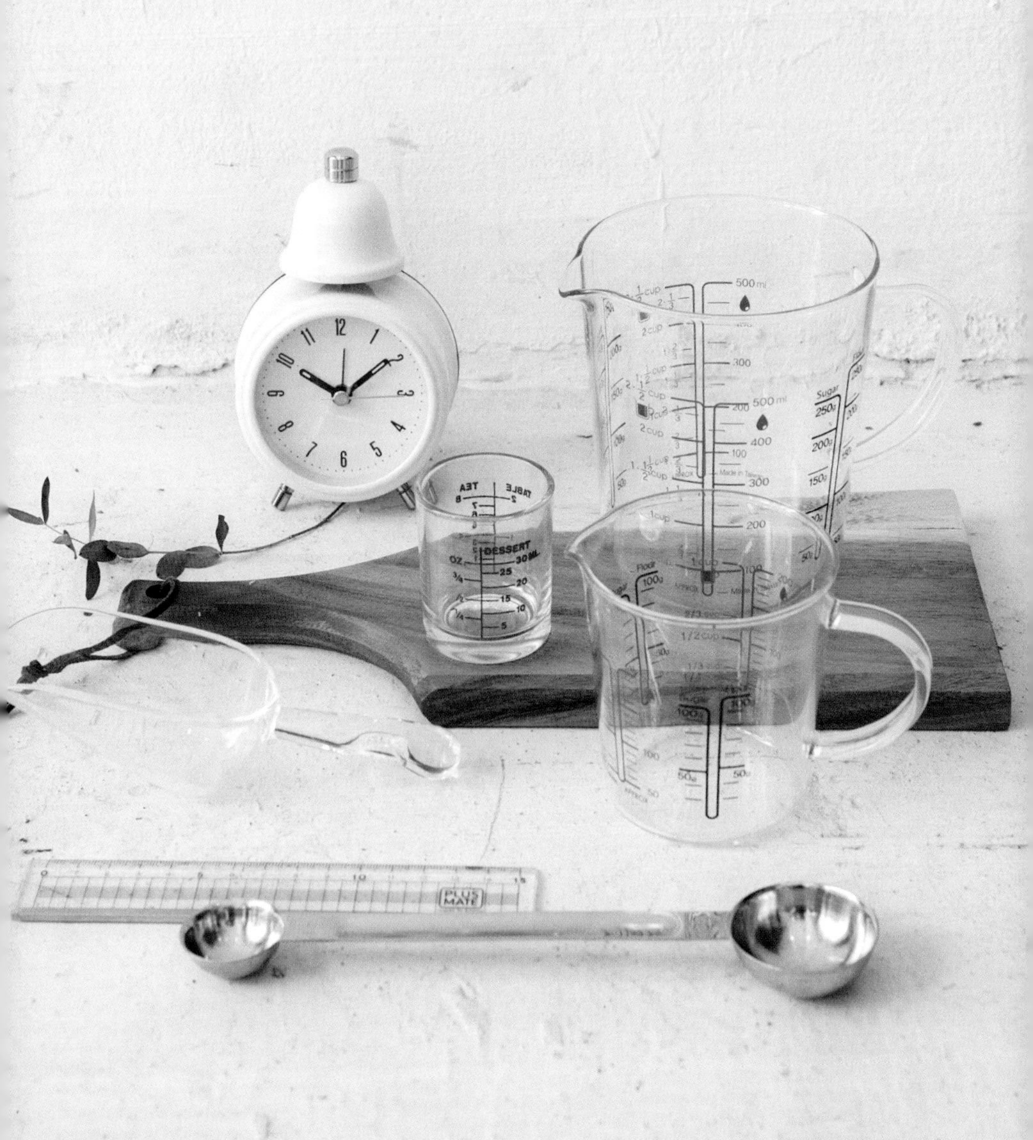

500 ml
Sugar
TABLE
TEA
DESSERT
30 ML
OZ
PLUS MATE

홍합 미더덕 곤약라면

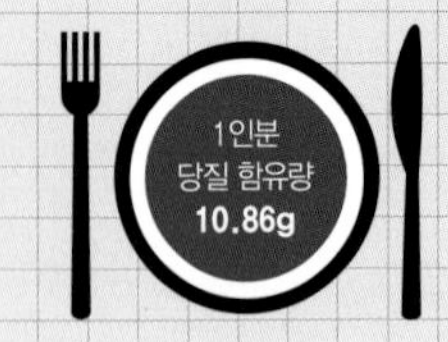

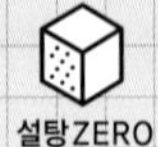

재료

2인분 분량

홍합살 75g, **미더덕** 75g, **실곤약** 240g, **고춧가루** $1\frac{1}{2}$Ts, **마늘** 1톨 다진것, **간장** $\frac{3}{4}$ts, **소금** $1\frac{1}{2}$ts, **후추** 약간, **대파** 10g

> **육수** **물** 6컵, **다시마** 3장(4g), **멸치** 20g, **무** 50g, **대파** 10g, **건표고버섯** 2쪽(2g), **건보리새우** 5g, **작은 건고추** 3~4개

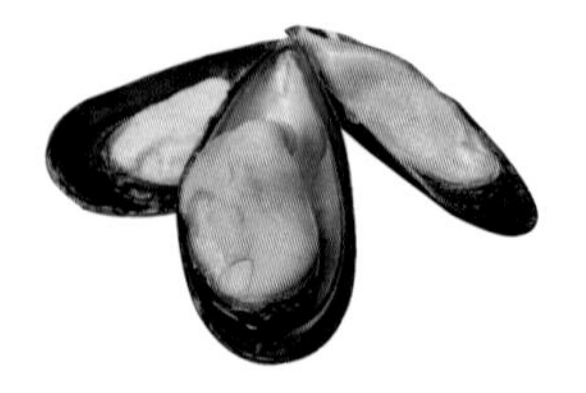

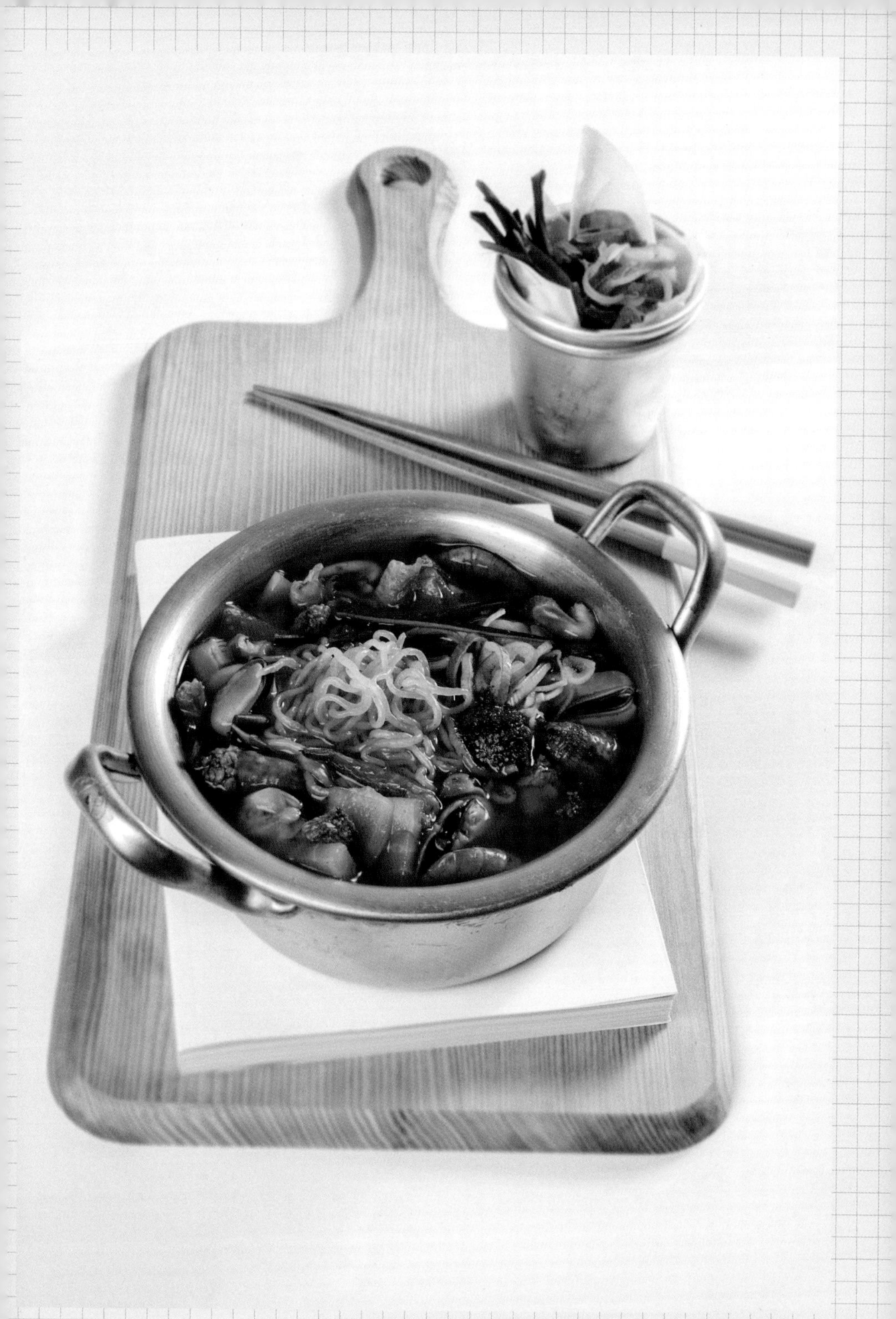

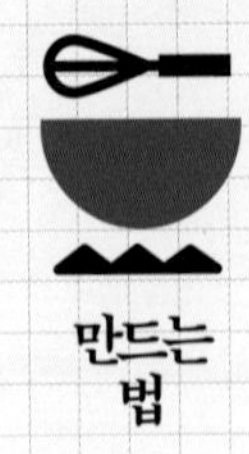

만드는 법

❶ 미더덕은 깨끗이 씻어서 준비하고, 실곤약은 식초를 약간 넣은 끓는 물에 데쳐서 찬물에 헹구어 준비한다. 무는 넓적넓적하게 썰고, 대파는 반으로 나누어 육수용과 고명용을 분리해 썰어 놓는다.

❷ **육수** 육수에 들어가는 모든 재료를 넣고 끓이는데 다시마, 멸치, 작은 건고추는 따로 망에 넣고 끓인다. 10분간 끓이다가 다시마와 멸치, 작은 건고추만 빼내고 계속 끓인다. 이때, 다시마는 건져 고명용으로 채썰어 준비한다.

❸ ❷에 홍합살, 미더덕을 넣고 분량의 고춧가루와 다진 마늘을 넣은 후 육수를 우리며 끓이다가 위에 뜨는 불순물을 걸러낸다. 여기에 실곤약을 넣고 나머지 분량의 간장,

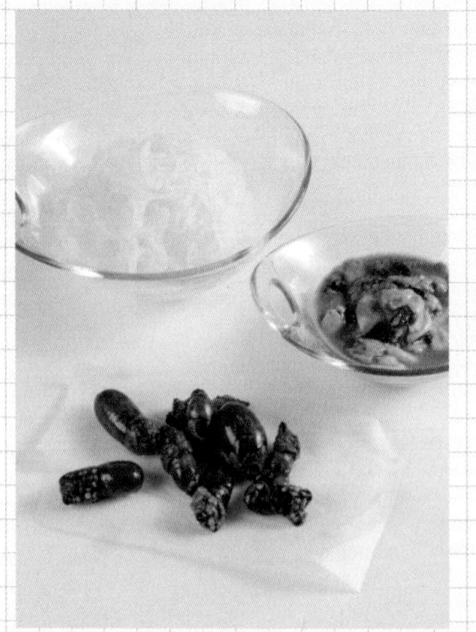

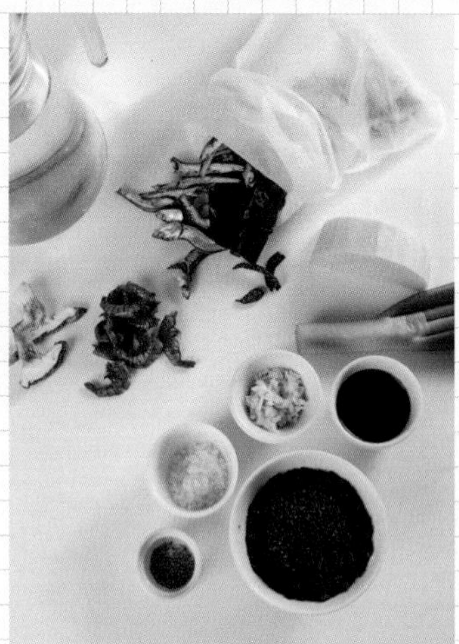

소금, 후추로 간을 하고 다시 한소끔 후르륵 끓으면 불을 끄고 채썰어 놓은 다시마와 송송 썬 대파를 올려 완성.

대체 음식을 찾아라!

탄수화물을 줄이려고 생각해 보니, 다른 건 안 먹어도 괜찮은데 이건 도저히 못 끊겠다 하는 음식이 있을 때가 있습니다. 어떤 사람은 빵을 절대 못 끊겠다고 하고, 어떤 사람은 라면을 못 끊겠다고 하고 어떤 사람은 하루 한 끼는 꼭 국수를 먹는 사람도 있습니다. 그럴 때는 대체할 수 있는 음식을 찾으면 도움이 됩니다. 밀가루로 만든 빵을 피하는 대신 아몬드가루로 만든 빵을, 밀가루나 쌀로 만든 국수를 피하는 대신 두부국수나 곤약국수를 선택하는 겁니다. 라면이 너무 먹고 싶다면 홍합 미더덕 곤약라면을 선택해 보세요.

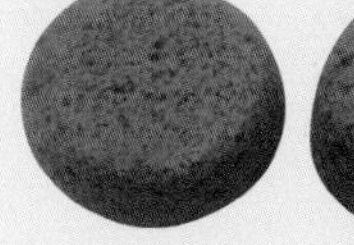

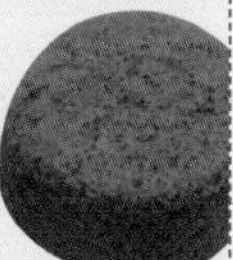

새우 관자 프리타타

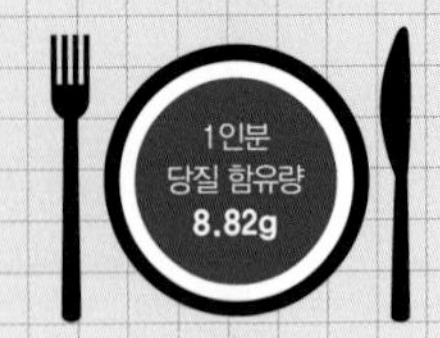

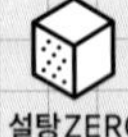

설탕ZERO

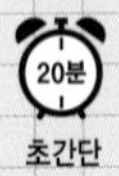

초간단

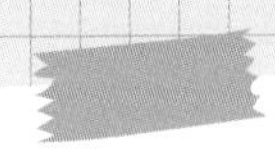

재료

2인분 분량

대하 큰 것 4마리(125g), **관자살** 75g, **달걀 4개**, **시금치** 40g, **쥬키니** 45g, **홍파프리카** 30g, **단호박** 30g, **버터** 10g, **모짜렐라 피자치즈** 30g, **생크림** 50ml, **마늘** 1톨, **파마산치즈가루** 5g, **소금** $\frac{1}{4}$ ts, **후추** 약간

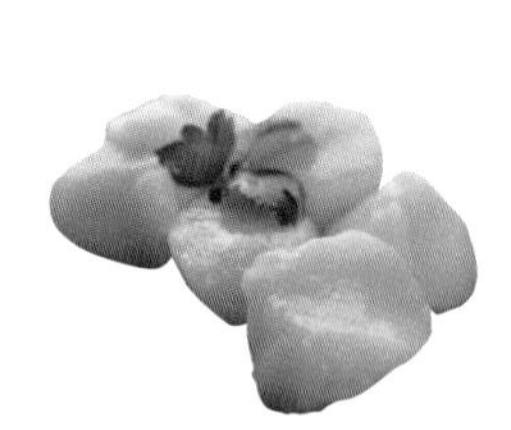

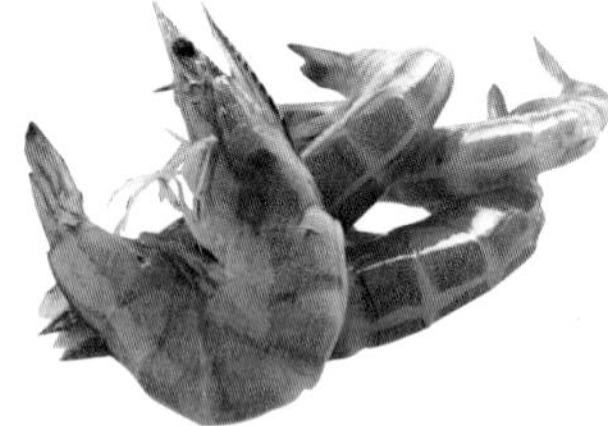

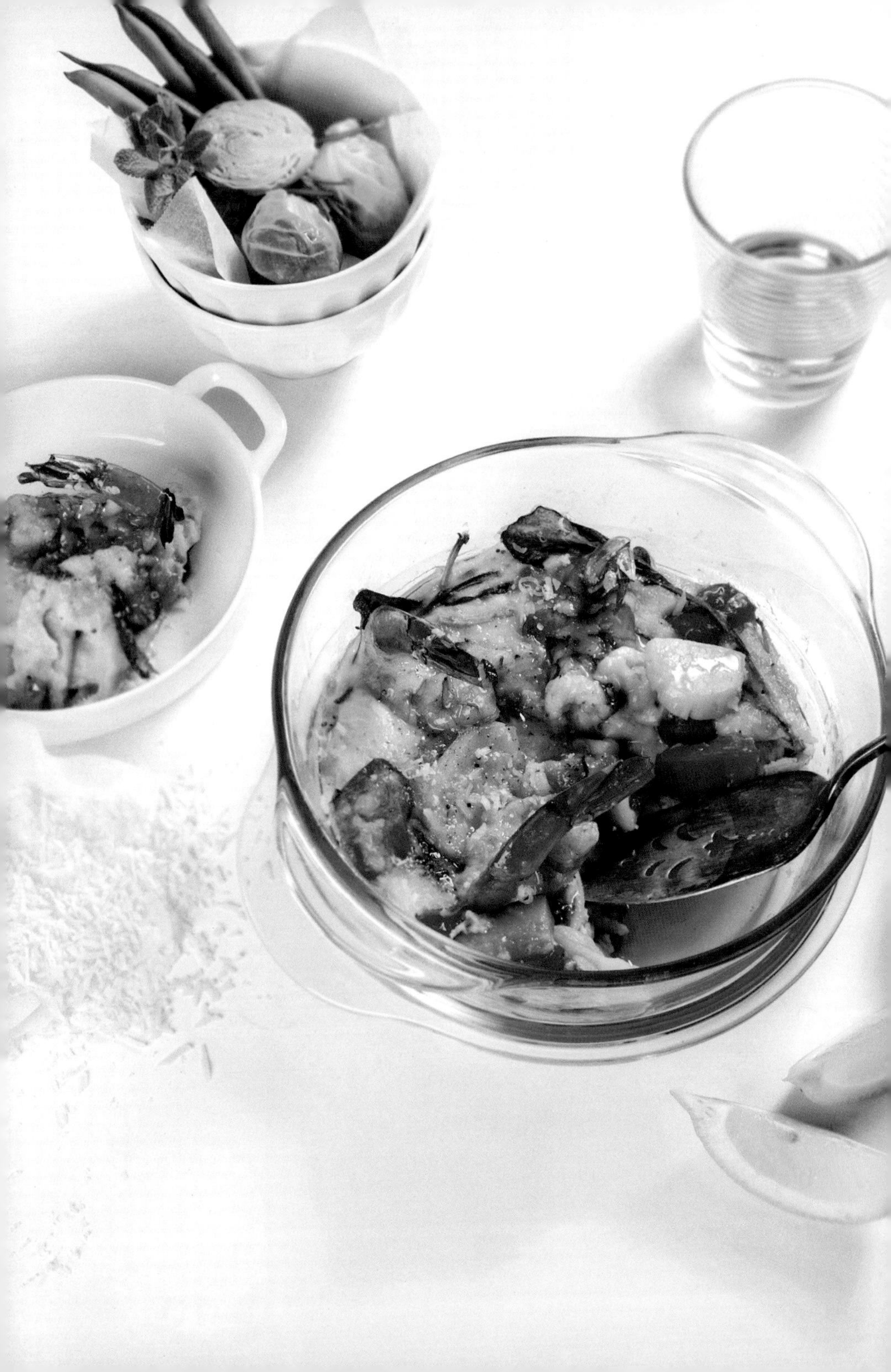

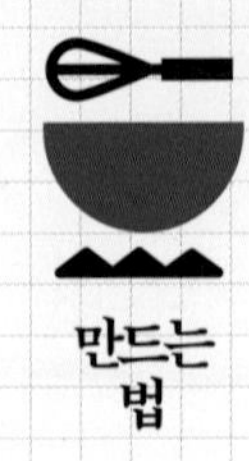

만드는 법

❶ 대하는 깨끗이 씻어서 꼬리쪽 마지막 마디만을 제외한 모든 껍질을 제거한 후, 이쑤시개를 이용해서 등쪽 두 번째 마디의 긴 내장을 제거하고, 등쪽에 칼집을 내서 버터플라이 모양을 잡아준다. 약간의 소금, 후추 간을 해서 준비한다.

❷ 관자살은 겉에 얇은 막을 벗긴 후 깨끗이 씻어서 먹기 좋은 크기로 자르고, 시금치는 깨끗이 씻어 반으로 한 번 자르고, 쥬키니와 홍파프리카, 단호박은 두께 0.5cm 정도로 큼직하게 썰어둔다.

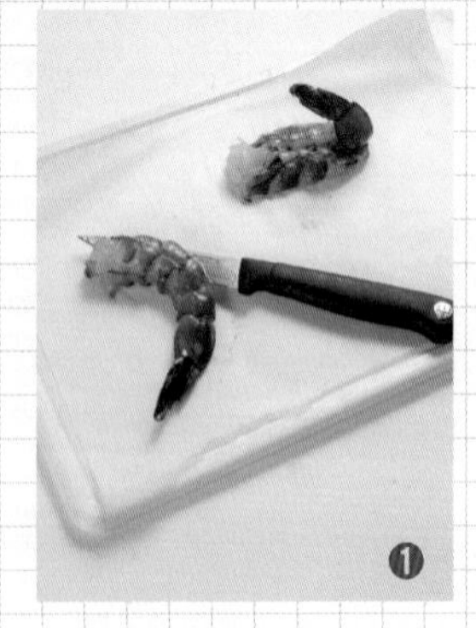
❶

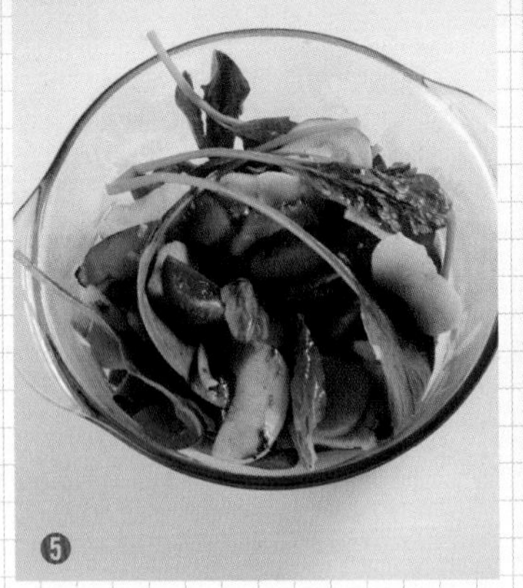

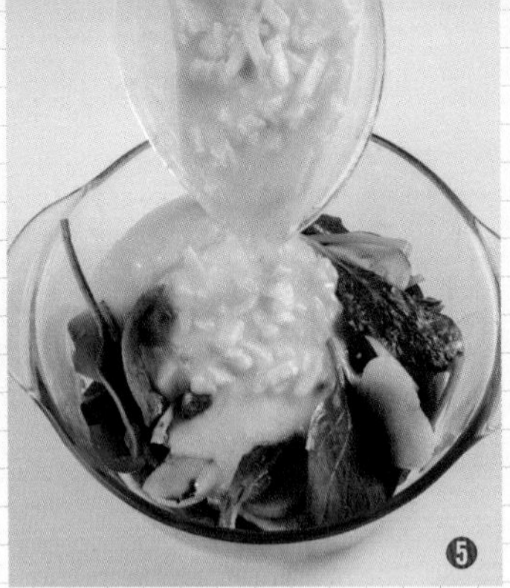

❸ **생크림 달걀물** 볼에 달걀 4개와 분량의 생크림, 상온에서 녹인 버터, 소금 $\frac{1}{4}$ts를 풀어놓고 여기에 모짜렐라 피자 치즈도 함께 섞어 놓는다.

❹ 냄비에 기름을 두르고 다진 마늘 1톨을 향을 내며 볶다가, 여기에 썰어놓은 관자살을 먼저 볶는다. 단호박, 쥬키니, 홍파프리카를 같이 넣어 소금, 후추 약간을 넣고 야채가 반 정도 익을 만큼 볶다가 불을 끈다. 마지막에 시금치를 넣어 남은 열로 아주 살짝 볶아서 준비한다.

❺ 오븐용 냄비나 그릇에 먼저 ❹의 관자살과 야채를 담고 그 위에 ❸의 생크림 달걀물을 붓는다. 여기에 미리 손질해둔 대하를 버터플라이 모양으로 잡아 올리고, 185도로 예열한 오븐에서 25분을 구워낸 후, 파마산치즈가루를 뿌리면 완성.

TIP 만약 수분이 많이 생겼다면, 전자레인지에 1~2분을 추가로 더 돌리면 된다.

고르곤졸라 크림소스 새우꼬치

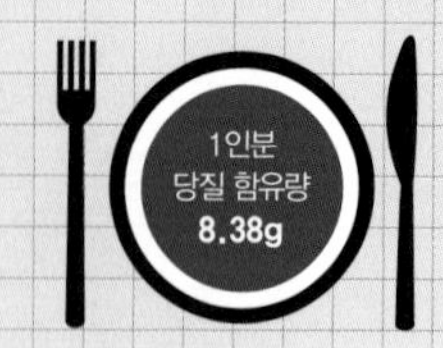

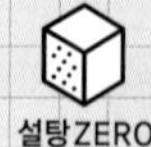

재료

2인분 분량

대하 큰 것 8마리(250g), **쥬키니 호박** 70g, **레몬** 50g, **꼬치** 8개

> **고르곤졸라 크림소스** **고르곤졸라치즈** 10g, **우유** 50ml, **생크림** 100ml, **로즈마리** 약간(길고 가는 낱개 잎 10개 정도), **마늘** 1톨, **올리브유** 1ts, **소금** $\frac{1}{8}$ts(4꼬집)

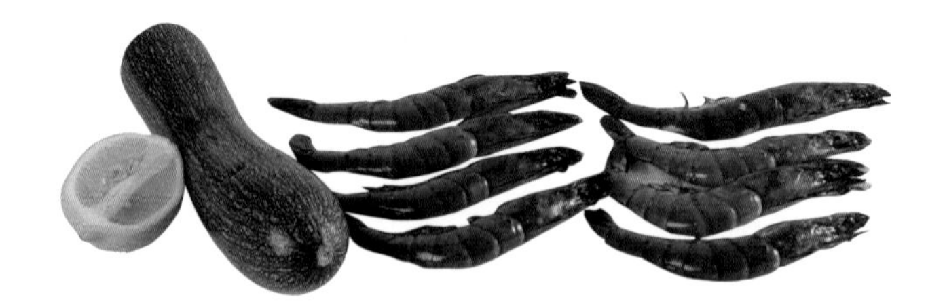

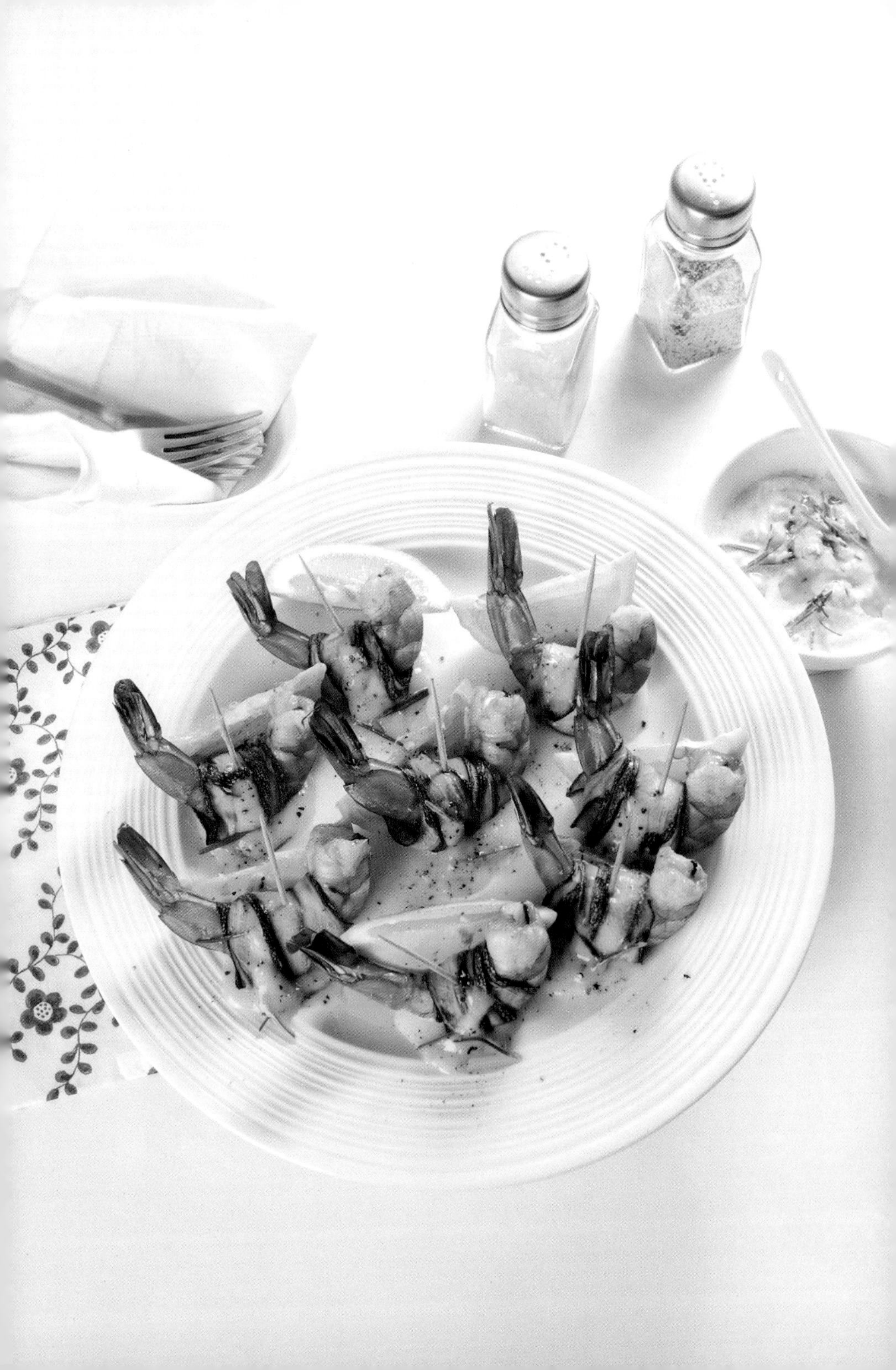

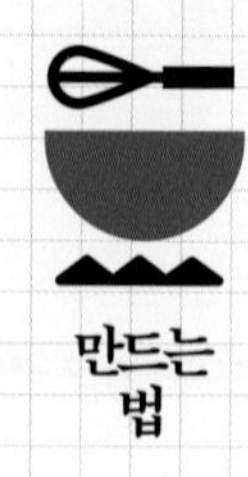

만드는 법

❶ 대하는 깨끗이 씻어 꼬리 부분 한 마디만 남기고 머리와 껍질 부분을 모두 제거한 후, 이쑤시개를 이용해서 등쪽 두 번째 마디에서 긴 내장을 꺼내고, 약간의 소금, 후추를 뿌려서 준비한다.

❷ 쥬키니 호박은 필러를 이용해서 길게 슬라이스로 8쪽을 만들어 소금을 조금 뿌려 약간 버무린 후 1분 정도 후에 찬물에 헹구어 준비한다.

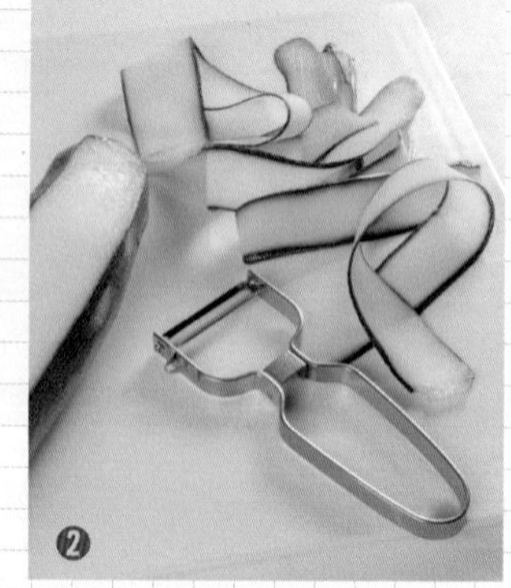

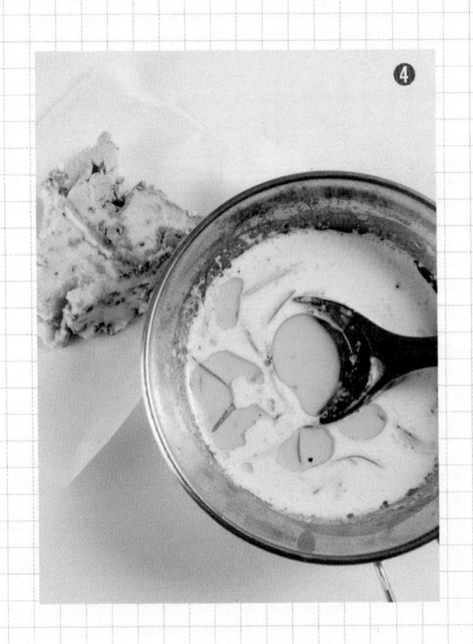

❸ 껍질을 제거해둔 대하에 쥬키니 슬라이스를 돌려 말아 꼬치로 고정시킨 후, 오븐용 팬에 옮겨 담아 후추와 올리브유를 전체적으로 뿌리고, 185도로 예열한 오븐에서 20분간 굽는다.

❹ **고르곤졸라 크림소스** 냄비에 마늘 1톨을 다져서 넣고, 고르곤졸라 크림소스 재료의 나머지 모든 분량을 넣어 3~4분 정도 끓여서 소스를 만든다.

❺ 그릇에 고르곤졸라 크림소스를 한 스푼씩 곳곳에 뿌리고 레몬을 웨지 형태로 8조각으로 잘라 소스 위에 하나씩 올린 후, 오븐에서 구워나온 쥬키니 새우꼬치를 올린다. 먹을 때 레몬 웨지로 레몬즙을 살짝 뿌리면 완성.

진미채 황태해장국

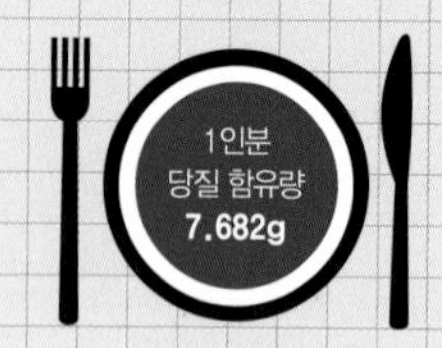

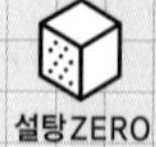

재료

2인분 분량

황태채 30g, **진미채** 30g, **당근** 15g, **무** 30g, **파** 15g, **쑥갓** 3g, **새우젓** 1Ts(20g), **달걀** 2개, **고춧가루** 1Ts, **물** 4컵, **소금 · 후추** 약간

> **두부밥** **두부** 150g, **달걀 흰자** $\frac{1}{2}$개, **소금** 약간(1꼬집)

> **초벌 양념** **수제 감초 수국차 맛 간장** 1Ts, **다진 마늘** 1톨(5g), **들기름** 1ts

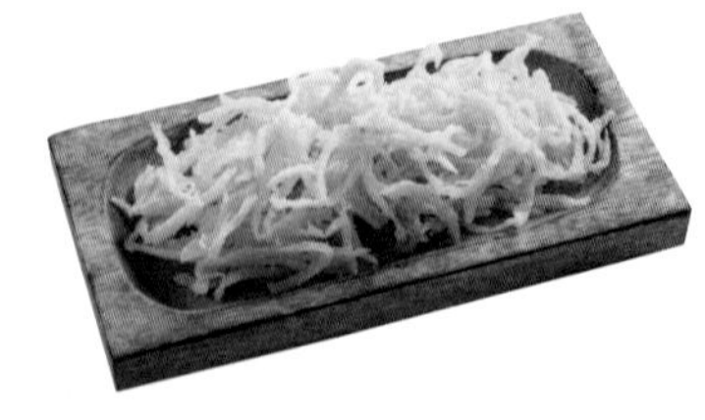

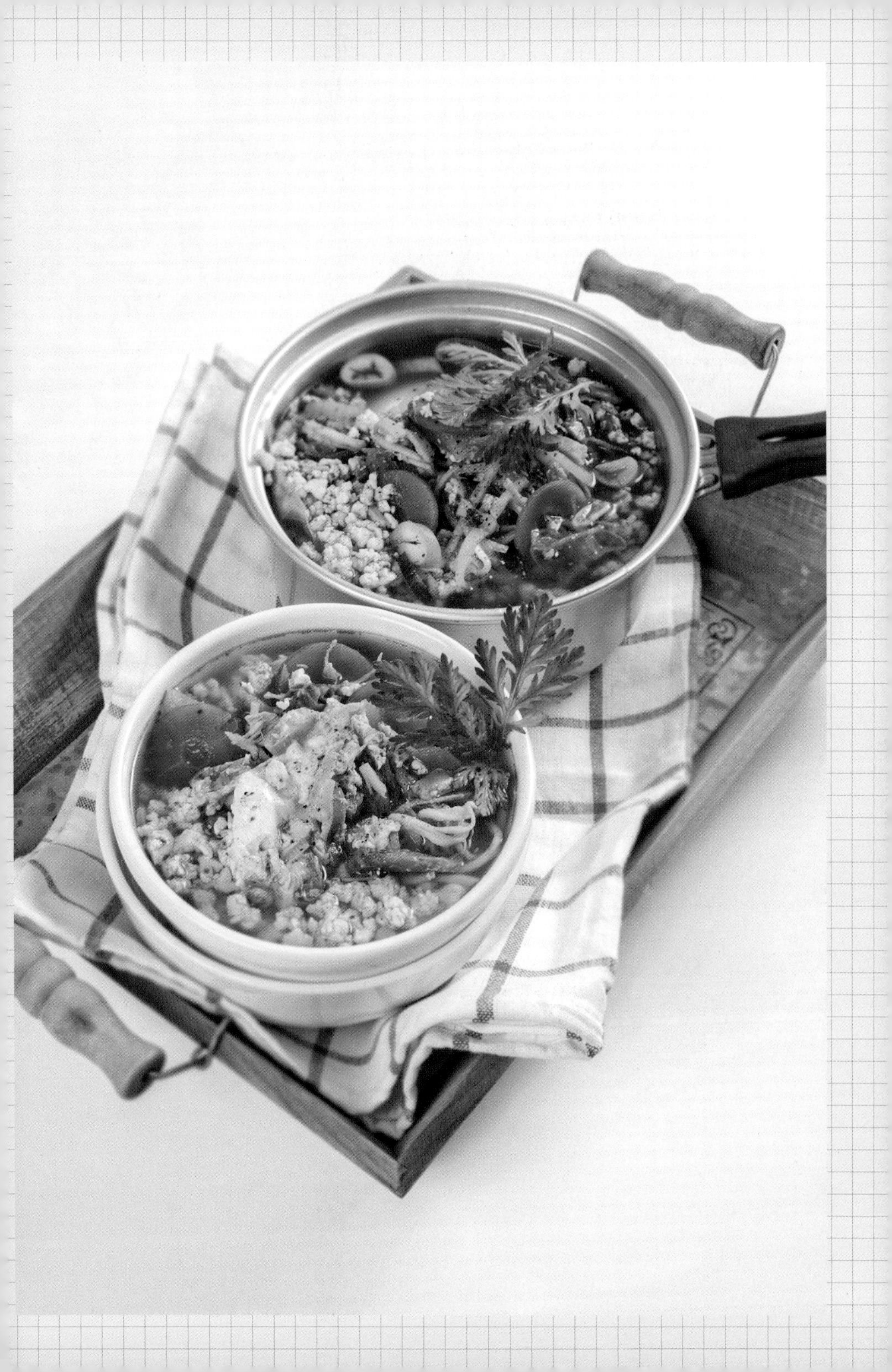

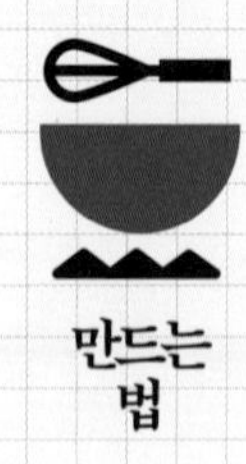

❶ 황태채와 진미채는 물 4컵에 30분 동안 불려 맛을 우려 낸 후에, 건져서 물기를 꽉 짜둔다. 이때 우려놓은 물을 육수로 이용한다.

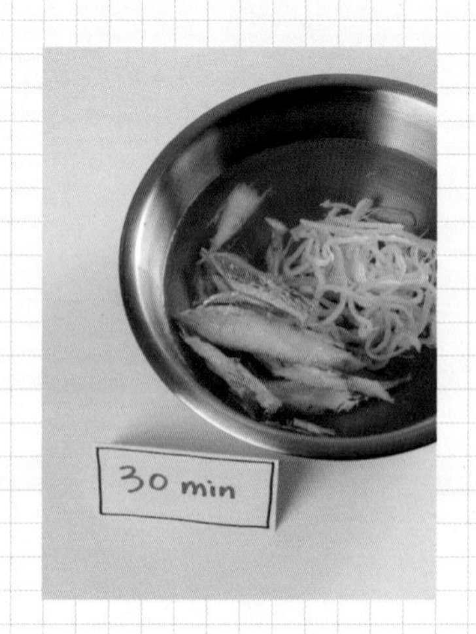

❷ ❶의 황태는 5cm, 진미채는 2cm 간격으로 잘라 놓는다.

❸ 두부밥을 짓고(1장 참조), 달걀 1개는 흰자와 노른자를 분리해 놓는다(두부밥 짓고 남은 노른자도 노른자끼리 합해 놓는다).

❹ 당근, 무는 얇고 납작하게 썰고, 파는 2cm로 송송 썰어 놓는다.

❺ **해장국** 깊이감 있는 냄비에, 물기를 짜 놓은 황태와 진미채를 넣고 초벌 양념 재료를 분량대로 모두 넣어 마늘 향이 나도록 볶다가, ❶의 육수를 붓는다. 끓기 시작하면 썰어놓은 당근과 무, 고춧가루 1Ts를 넣고 끓인다.

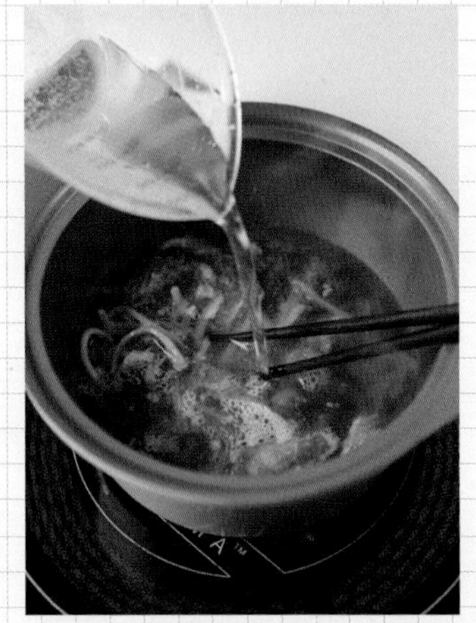

❻ 지어놓은 두부밥에 달걀 노른자 2개, 소금 1꼬집을 넣어 섞고, 끓고 있는 해장국에 넣는다. 약간만 섞고, 분량의 새우젓도 같이 넣는다.

❽ 다시 한소끔 끓으면 남아 있는 달걀 흰자에 송송 썰어놓은 파를 버무려, 끓고 있는 해장국 위에 붓고 끓이다가(많이 휘젓지 않는다), 불 끄고 후추가루와 쑥갓을 올리면 완성.

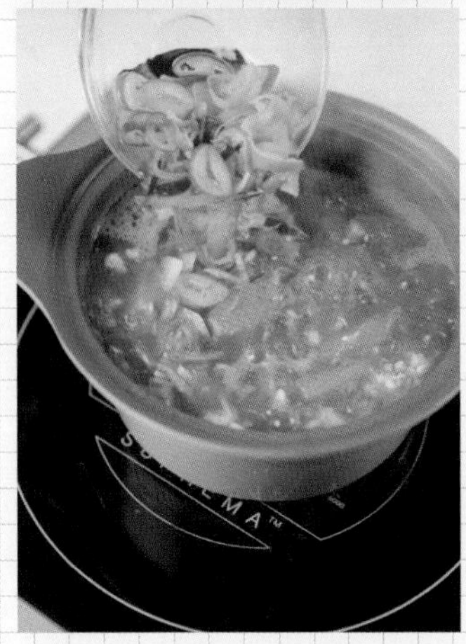

대하내장 곤약 까르보나라

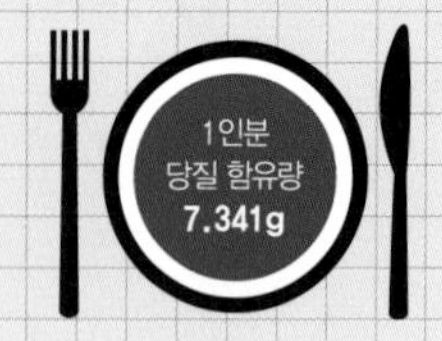

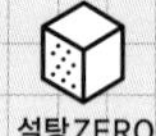

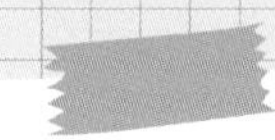

재료

2인분 분량

대하 8마리(190g), **실곤약면** 350g

> **오리지널 까르보나라소스** **다진 마늘** 10g, **버터** 1Ts(15g), **카놀라유** 1Ts, **달걀 노른자** 4개, **파마산치즈가루** 10g, **우유** 2Ts, **소금** $\frac{2}{3}$ts, **후추** 약간

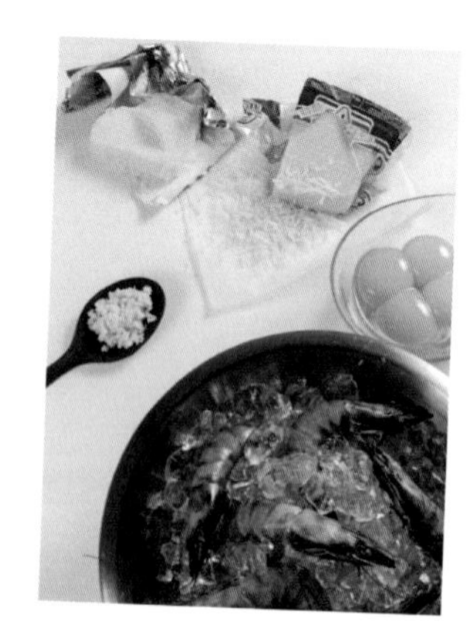

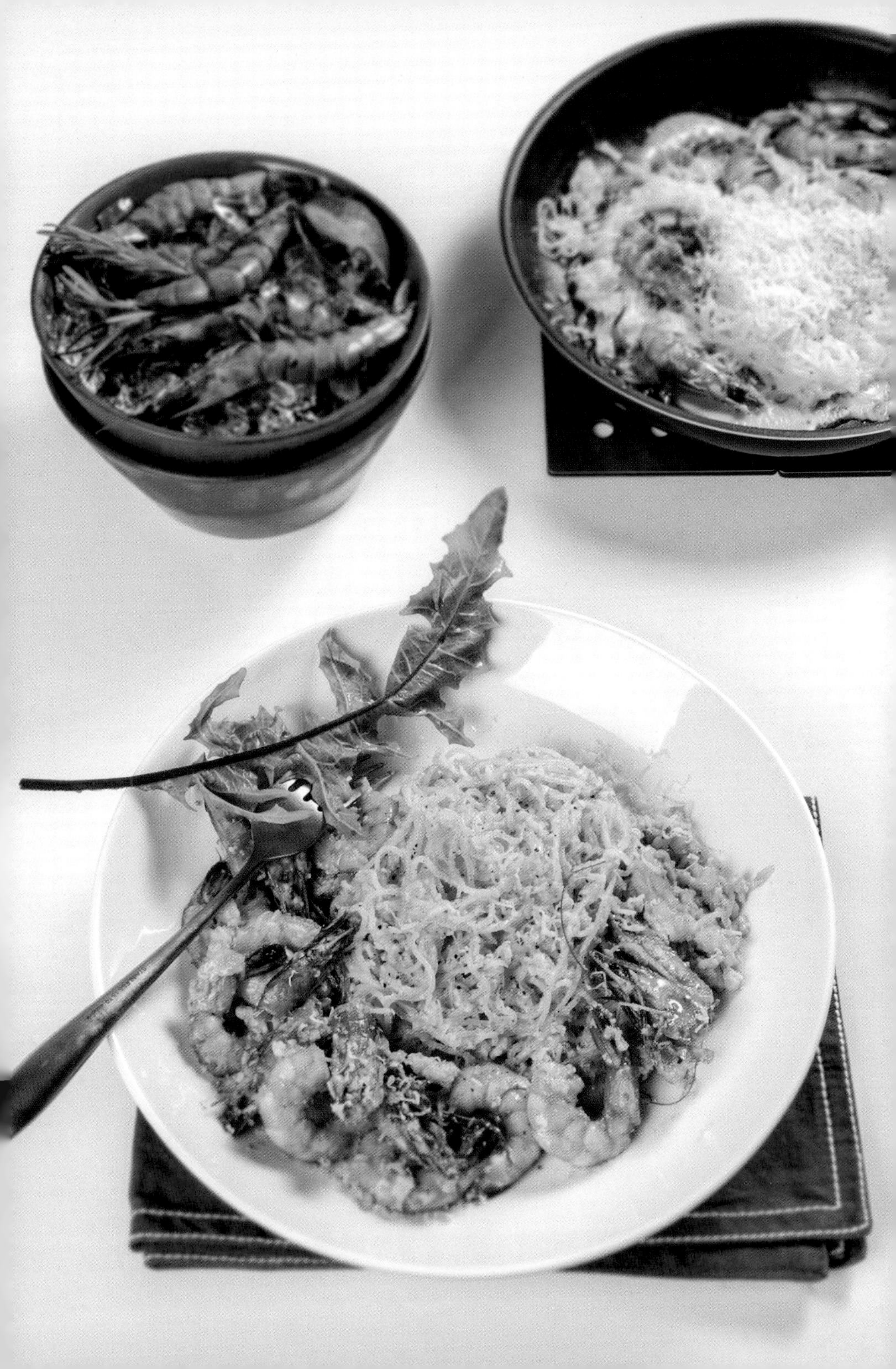

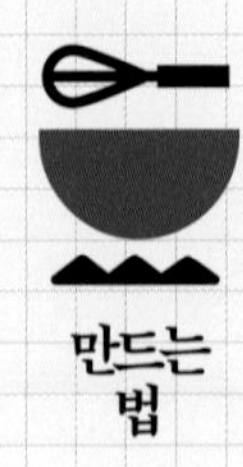

❶ 대하는 씻어서 이쑤시개로 등쪽 둘째 마디 긴 실처럼 생긴 내장을 제거하고, 머리와 꼬리 쪽 껍질을 제외하고 껍질을 까놓는다.

❷ 실곤약은 끓는 물에 식초를 약간 넣고 데쳐서 찬물에 헹구어 체에 걸러놓는다.

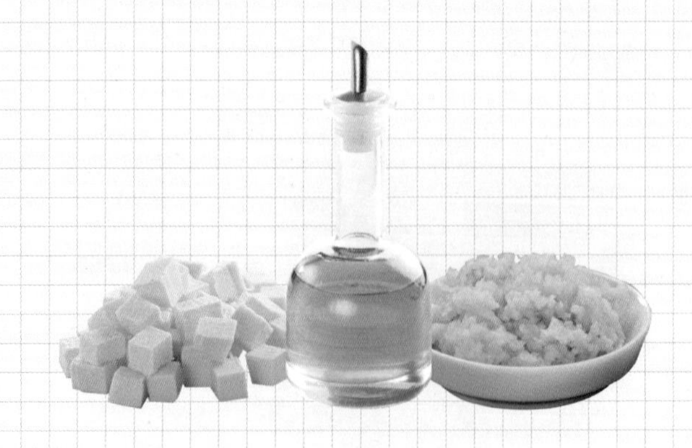

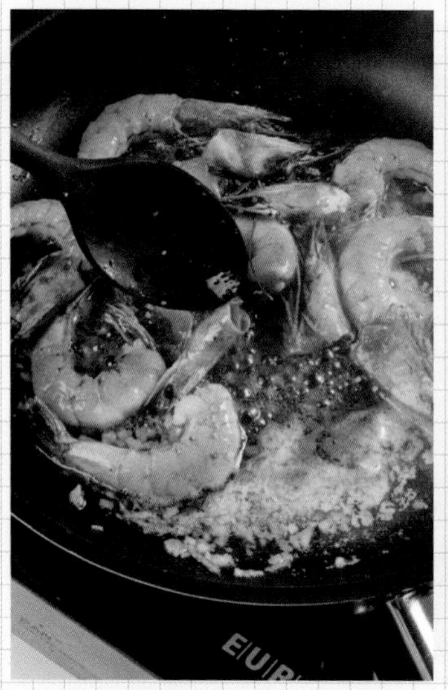

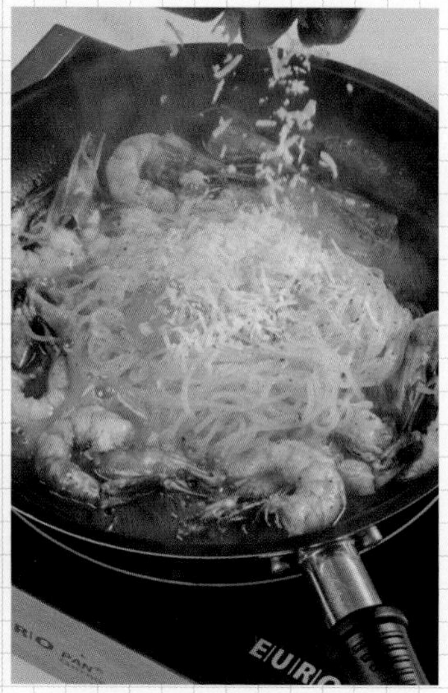

❸ 우묵한 팬에 까르보나라소스 재료의 다진 마늘, 버터, 카놀라유를 분량대로 넣어서 마늘향을 내며 볶다가, 대하를 넣고 주걱으로 대하 머리 쪽 내장을 짓이겨 빼내서 함께 볶아 준다.

❹ 분량의 실곤약면을 팬에 함께 넣어 ❸의 대하내장버터가 배도록 살짝 볶다가, 나머지 소스 재료인 달걀노른자, 파마산치즈가루, 우유, 소금, 후추를 넣고 1~2분간 더 볶다가 바로 불을 끄면 완성.

생강소스 코코넛 꽃게튀김

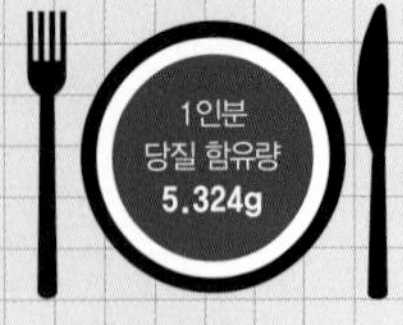

백설탕 사용시 당질 양 8.624g

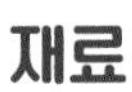

재료

2인분 분량

꽃게 2마리(340g), **시금치** 70g, **홍고추** $\frac{1}{2}$개(5g), **파마산치즈가루** 3g

> **코코넛 꽃게 튀김옷** **달걀** 1개, **코코넛가루** 5g, **버터** 10g, **마늘** 1톨 다진 것, **후추** 약간

> **생강소스** **생강** 5g, **대파** 10g, **작은 건고추** 2~3개, **수제 굴소스** $\frac{2}{3}$Ts, **천연감미료** $\frac{2}{3}$Ts, **기름** 2Ts, **물** 2Ts, **후추** 약간

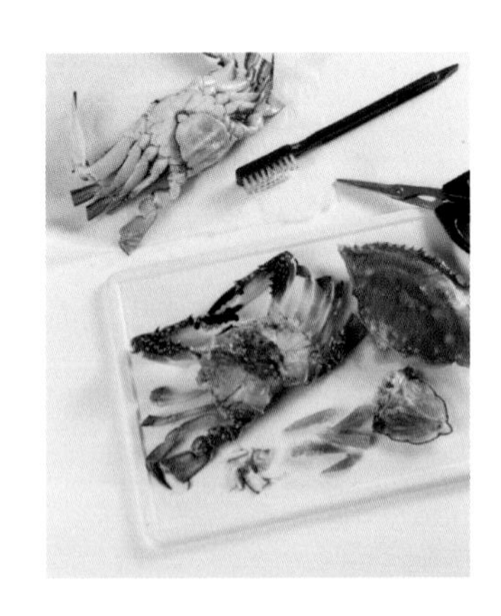

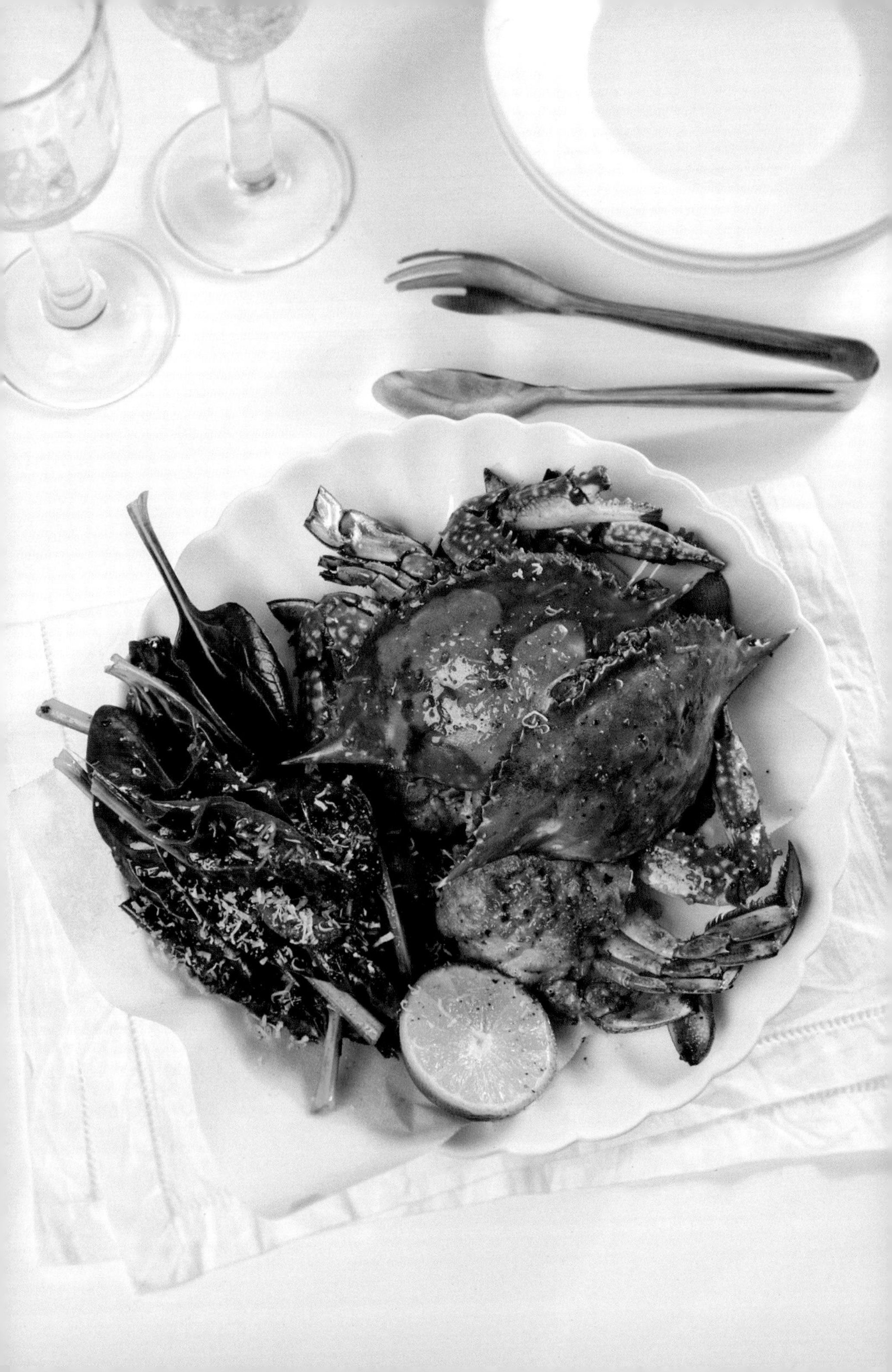

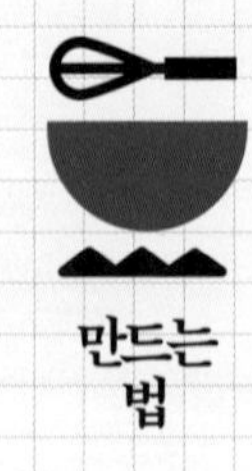

만드는 법

❶ 꽃게는 깨끗이 솔로 씻어 가위로 다리 부분 끝 쪽을 다듬고, 배딱지를 떼어낸다. 등딱지를 분리하고, 속살 겉에 붙어 있는 아가미도 제거한 후, 세로로 반을 잘라 놓는다.

❷ 대하는 깨끗이 씻어 키친타올로 물기를 제거해 놓는다.

❸ **코코넛 튀김옷** 1장을 참고해 코코넛 튀김옷을 준비한다.

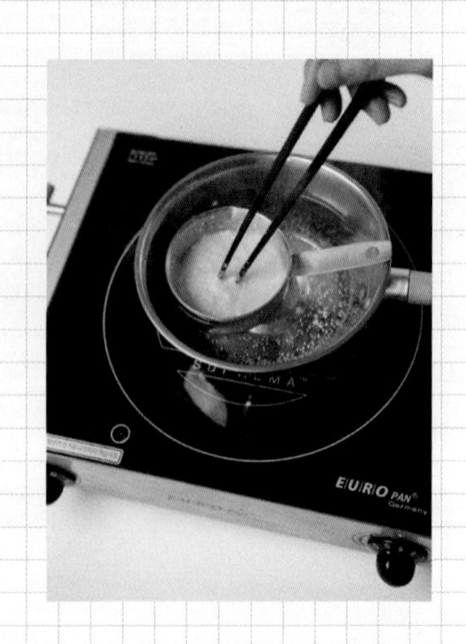

❹ 키친타올로 물기를 제거한 꽃게에 튀김옷을 발라 170~180도의 열이 오른 기름에 넣어 5분간 바삭하게 튀겨낸다.

❺ **생강소스 ❶** 대파는 큼직하게 썰고, 생강은 편으로 써는데 그중 반은 작은 건고추와 함께 절구에 다진다.

❻ **생강소스 ❷** 넓은 웍에 기름 2Ts를 두르고 나머지 생강편을 넣고 향을 내며 볶다가 ❺의 절구에 빻아놓은 생강과 건고추, 그리고 나머지 생강소스 재료를 모두 넣고 바글 한번 끓이다가 불을 줄인다.

❼ 생강소스에 튀겨놓은 꽃게를 넣어 양념이 배이도록 1~2분간 볶아낸다.

❽ 꽃게를 볶다 남은 양념에 깨끗이 씻은 시금치를 넣어, 송송 썬 홍고추 $\frac{1}{2}$개와 소금 1꼬집을 함께 넣고 1분간 재빠르게 볶아서 꽃게와 함께 그릇에 담고, 파마산치즈가루를 뿌리면 완성.

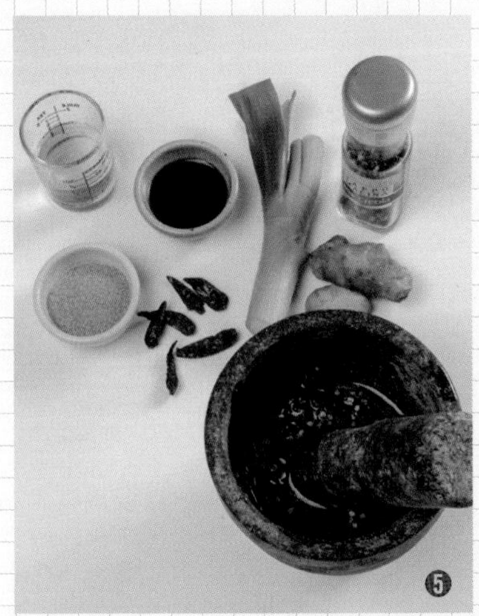
❺

멍게 두부비빔밥

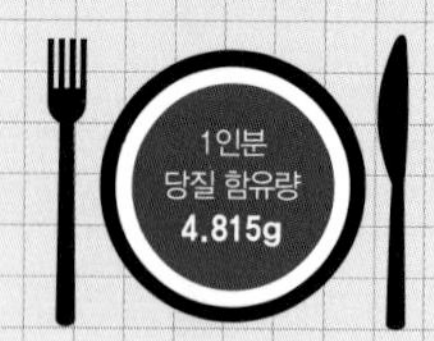

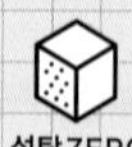

재료

2인분 분량

멍게살 100g, **홍파프리카** 20g, **영양부추** 10g, **베이비채소** 10g

> **멍게소스** **간장** $\frac{1}{2}$ts, **멍게물** 1Ts, **참기름** 2ts, **깨** $\frac{1}{2}$ts, **소금** 약간(기호에 맞게)

> **두부밥** **두부** 1모(300g), **달걀 흰자** 1개, **소금** 약간(2꼬집)

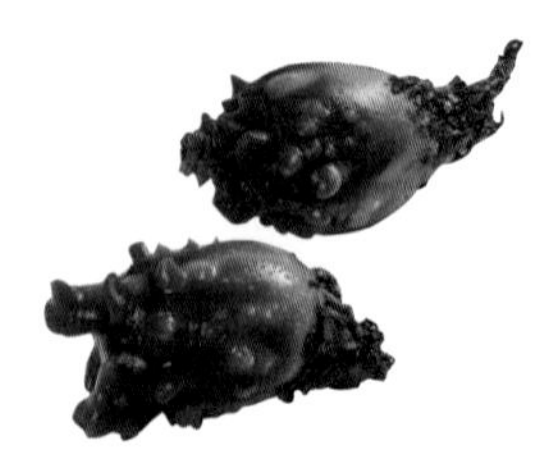

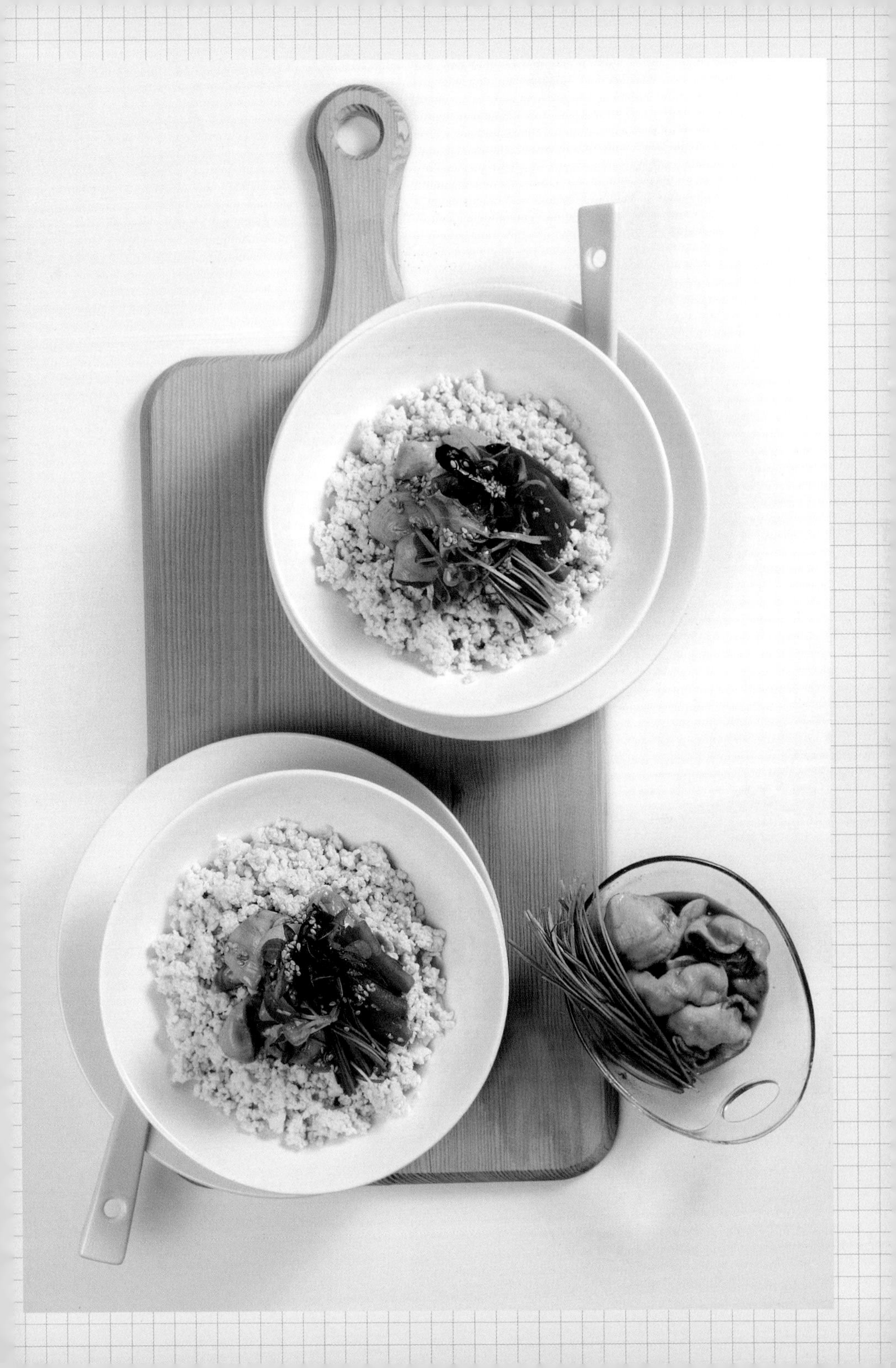

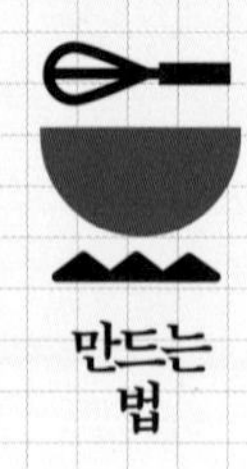

만드는 법

❶ 멍게는 돌기 부분을 칼로 자른 후, 멍게의 옆 부분에 칼집을 내어 멍게 껍질을 까서 멍게살을 분리한다 그리고 알맹이 속 불순물을 제거한다.

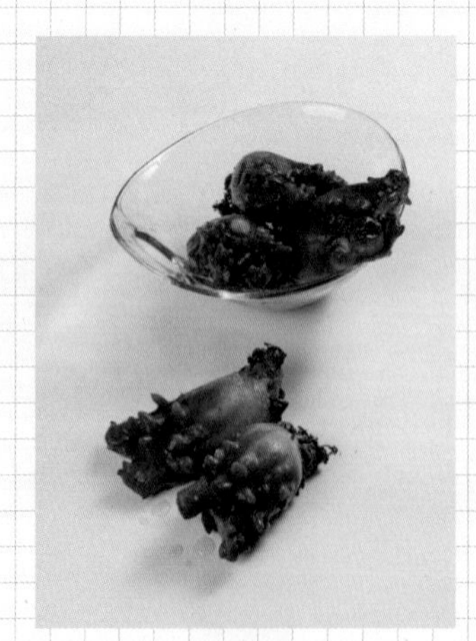

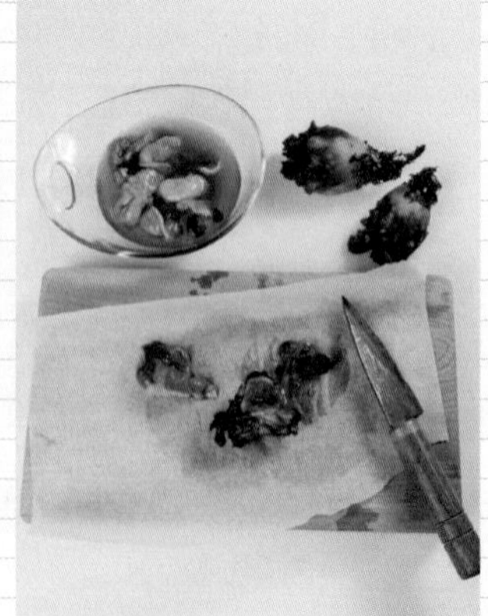

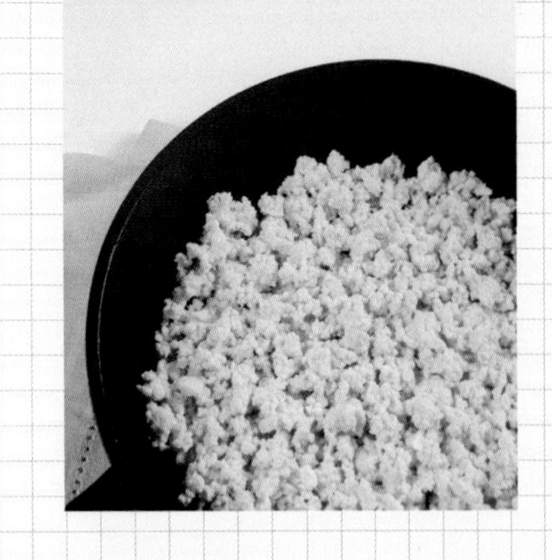

❷ 두부밥을 짓는다(1장 참조).

❸ 멍게살은 물에 한번 씻어 냄비에 물 2컵을 넣고 살짝 한번 데친 후 먹기 좋은 크기로 썰어 둔다. 이때 데친 멍게물은 따로 놔둔다.

❹ 홍파프리카는 채썰고, 영양부추는 3cm 크기로 썰어서 준비한다.

❺ **멍게소스** 작은 볼에 멍게소스 재료 분량대로 넣어 섞어서 소스를 만든다.

❻ 그릇에 두부밥을 담고 데친 멍게와 홍파프리카, 영양부추, 베이비채소를 함께 올리고 멍게소스를 뿌리면 완성.

남은 계란 노른자 활용법

두부밥에 계란 흰자만 넣다 보니까 남은 노른자는 어떻게 하냐고 곤란해하는 분들이 있습니다. 분리한 노른자는 따로 보관해 두었다가 '대하내장 곤약 까르보나라(112p)'를 만들 때 사용해도 되고요. 아니면 고기 구워먹을 때 곁들이는 파채에 넣어 보세요. 더 맛있고 촉촉한 파채를 먹을 수 있습니다.

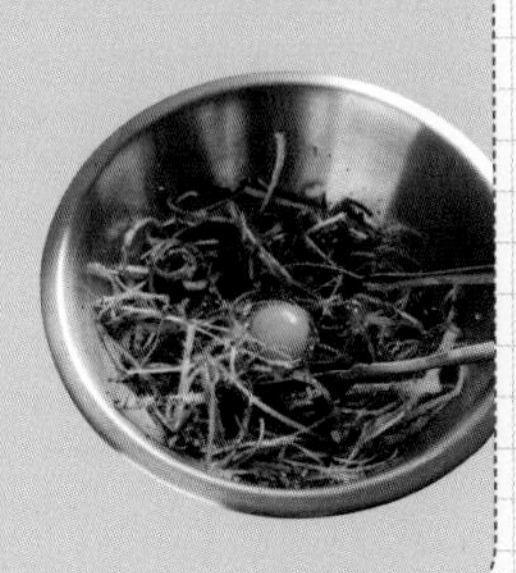

수제 새우 오뎅탕

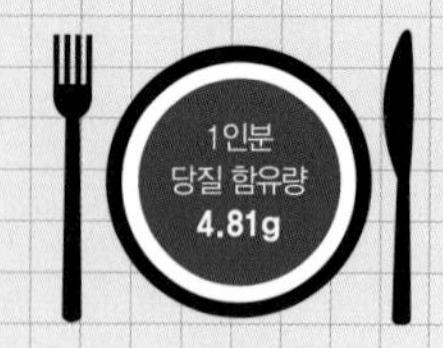

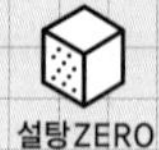

재료

2인분 분량

새우살 200g(반은 다지고 반은 통으로), **단호박** 40g, **애호박** 40g, **당근** 20g, **계란 흰자** 2개, **소금** $\frac{2}{3}$ts, **후추** 약간, **미나리** 6g, **달걀** 1개

> **보리새우 육수** **건보리새우** 10g, **다시마** 4g(7×7cm), **건멸치** 20g, **마늘** 2톨, **소금** 1ts, **물** 6컵

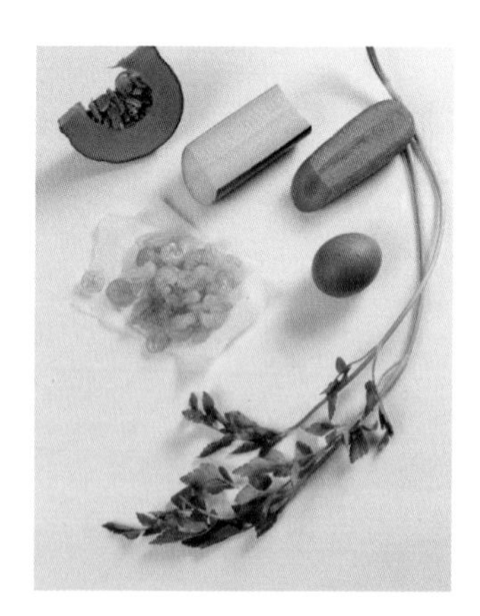

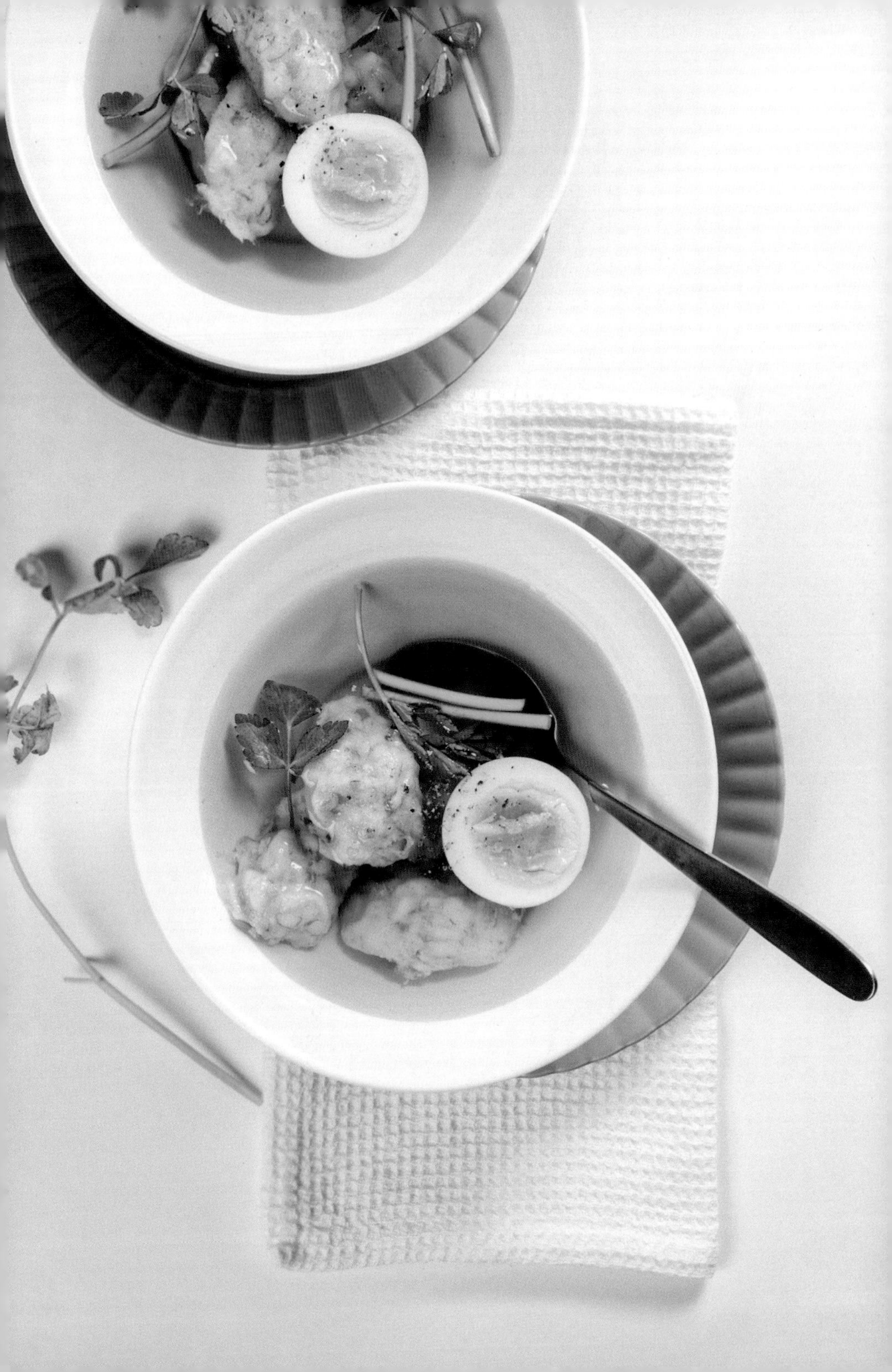

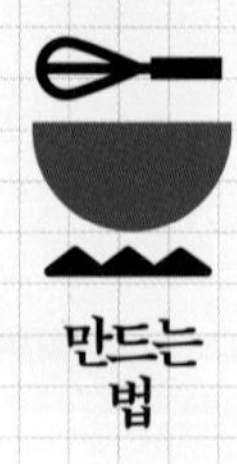

만드는 법

❶ **보리새우 육수** 냄비에 소금을 제외한 나머지 육수 재료를 모두 넣어 15분 끓인다. 마지막에 소금 1ts(간은 기호에 맞게), 후추 약간을 넣고 체에 거른다.

❷ **달걀 반숙** 달걀은 끓는 물에 소금, 식초를 약간 넣고 10~11분을 삶고(달걀 55g 기준) 바로 찬물에 헹군다.

❸ 단호박, 애호박, 당근은 잘게 썰고, 미나리는 4cm 길이로 썰어 준비한다.

❹ 믹서에 새우살 100g, 계란 흰자 2개, 소금 $\frac{2}{3}$ts, 후추 약간을 넣고 곱게 간다.

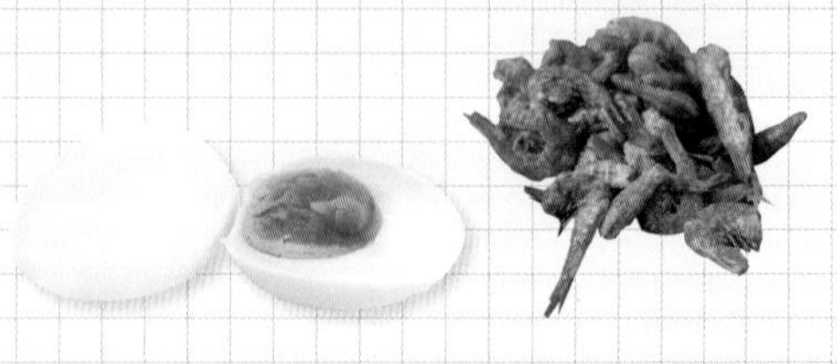

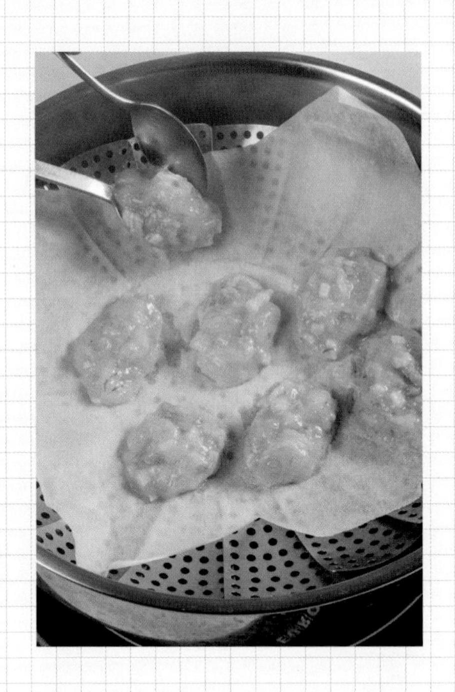

❺ 갈아놓은 새우살과 나머지 통새우살 100g, 잘게 썰어놓은 단호박, 애호박, 당근을 한데 섞는다. 김이 오른 찜기에 종이호일을 깔고 반죽을 수저로 떠놓은 다음 뚜껑을 덮고 10분을 찐다.

❻ 우묵한 볼에 ❺의 쪄낸 새우오뎅을 담고, 반숙한 계란을 반씩 잘라 넣고 끓여낸 보리새우 육수를 담고, 미나리를 올리면 완성.

코코넛 갈릭 프라운 & 레몬 딥

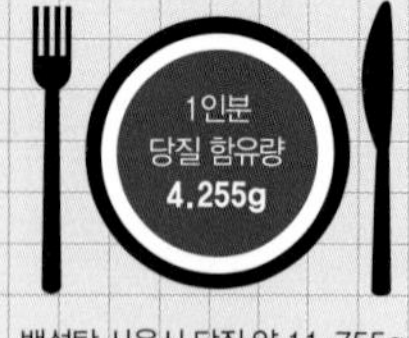

백설탕 사용시 당질 양 11.755g

재료

2인분 분량

대하 10마리(260g), **소금** · **후추** 약간

> **코코넛 튀김옷** **달걀** 1개, **버터** 10g, **마늘** 1톨 다진것, **코코넛가루** 5g, **소금** · **후추** 약간

> **레몬 딥** **레몬** $\frac{1}{2}$개(60g), **카놀라유** 3Ts, **천연감미료** $1\frac{1}{2}$Ts, **로즈마리** 1줄기, **소금** · **후추** 약간

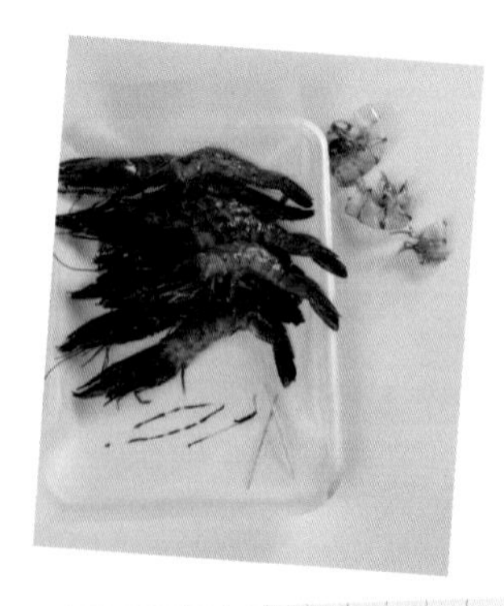

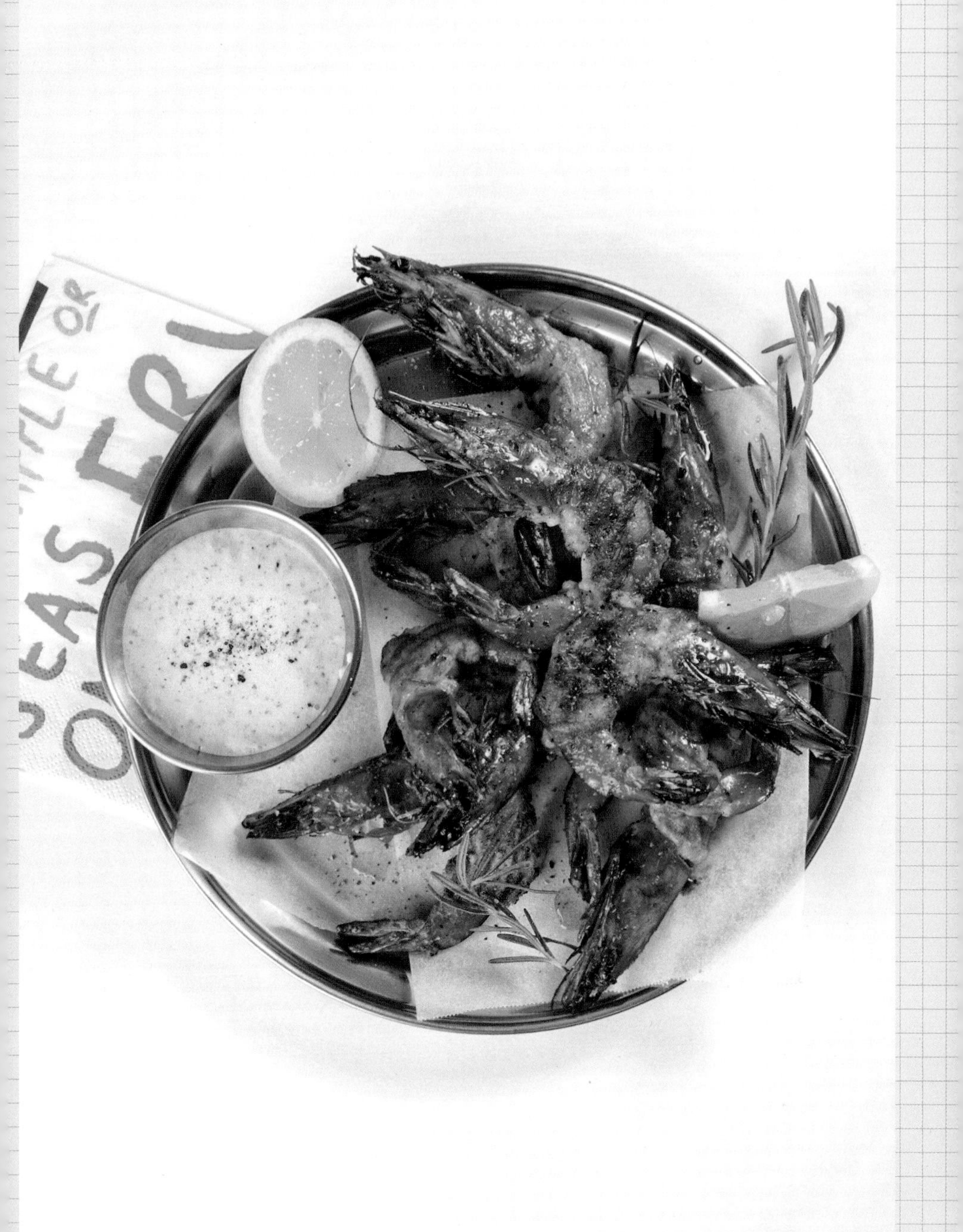

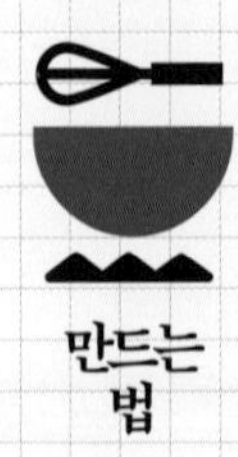

만드는 법

❶ 대하는 깨끗이 씻어 꼬리 쪽 물총(뾰족한 부분)을 가위로 자른 후, 대하 머리와 꼬리쪽 한 마디 껍질만 남기고 모두 껍질을 제거하고, 등쪽 두 번째 마디에서 이쑤시개로 내장을 제거한다.

❷ 껍질을 제거한 대하는 배 쪽에 칼집을 2~3개 정도 낸 후, 약간의 소금 · 후추 간을 해 둔다.

❸ 코코넛 튀김옷을 만든다(1장 참조).

❹ **레몬 딥** 레몬은 소금으로 문질러 씻은 후, 식초를 넣은 끓

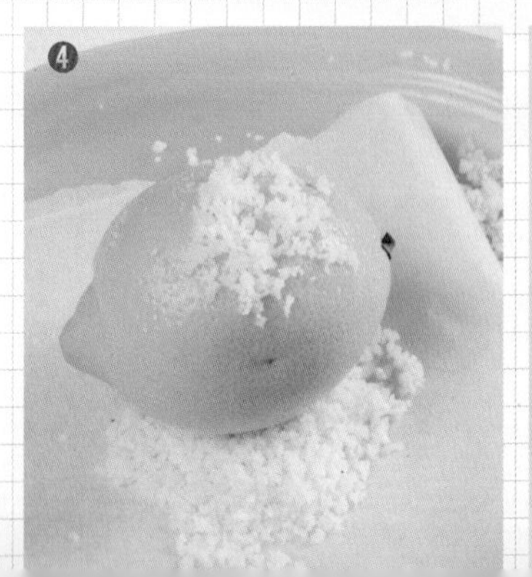

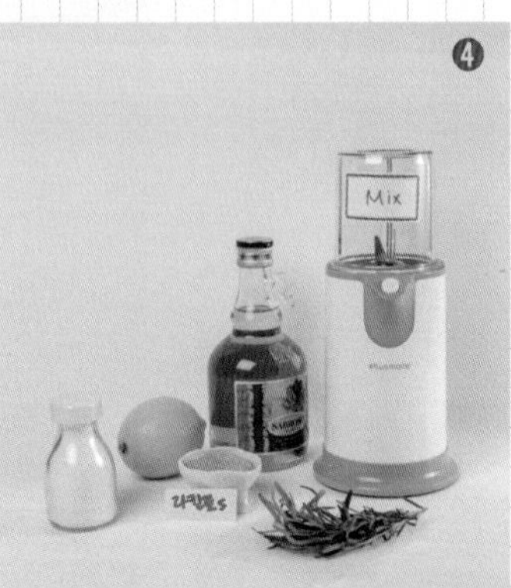

는 물에 20초 정도 데치고, 다시 깨끗이 씻어서 믹서기에 껍질째 넣는다. 나머지 재료도 모두 넣어서 함께 갈아 레몬딥을 만든다.

5. 껍질을 제거해 밑간을 해둔 대하를 키친타올로 수분을 제거한 후, 머리와 꼬리를 제외한 몸통에 미리 만들어 둔 코코넛 튀김옷을 넉넉히 바르고, 기름을 넉넉히 두른 팬에 앞뒤로 노릇하게 구어 레몬딥과 함께 곁들이면 완성.

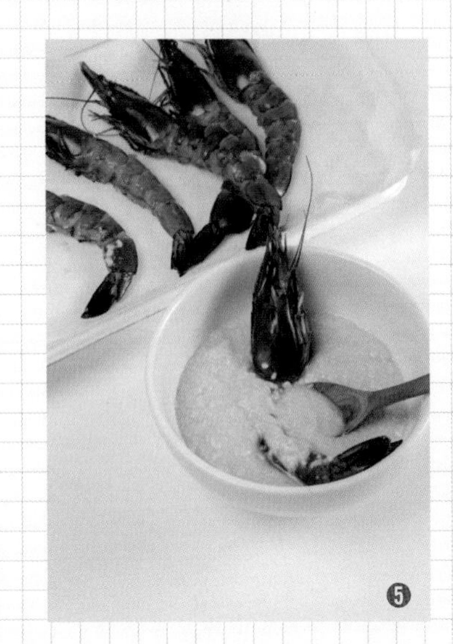

누구에게나 도화선이 있다!

탄수화물은 중독성이 있는 까닭에 한번 안 먹으면 계속 안 먹을 수 있지만, 한번 손대기 시작하면 폭주해 버리는 특성이 있습니다.

누구에게나 그런 도화선이 되는 음식이 있습니다. 누군가에겐 삼각커피우유가 그렇고 누군가에겐 밀크티가 그렇다고 합니다. 3일간의 당끊기를 하고 싶다면 도화선이 되는 그것부터 끊어야 효과적입니다. 커피우유만 먹으면 나도 모르게 캔커피, 믹스커피도 먹게 되고 시럽을 넣은 달달한 캬라멜라떼도 먹게 된다면 그 커피우유가 도화선입니다. 그걸 찾으십시오.

데리야끼 오징어꼬치 샐러드

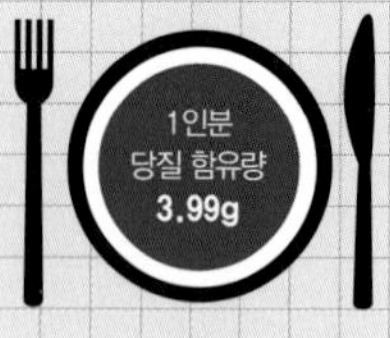

백설탕 사용시 당질 양 13.99g

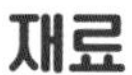

재료

2인분 분량

오징어 몸통 160g, **꽈리고추** 6~7개, **숙주** 100g, **홍고추** 1개(10g), **볶은 땅콩** 다진 것 10g, **참나물(토핑용)**, **꼬치** 4개

> 데리야끼소스(60~70ml)

마늘 1톨, **간장** 2Ts, **가쯔오부시** 1g, **천연감미료** 2Ts, **물** 3Ts

> 오징어양념가루(웨지양념가루)

볶은 밀기울가루 1ts(2g), **고춧가루** $\frac{1}{3}$ts, **소금** $\frac{1}{3}$ts, **후춧가루** $\frac{1}{4}$ts

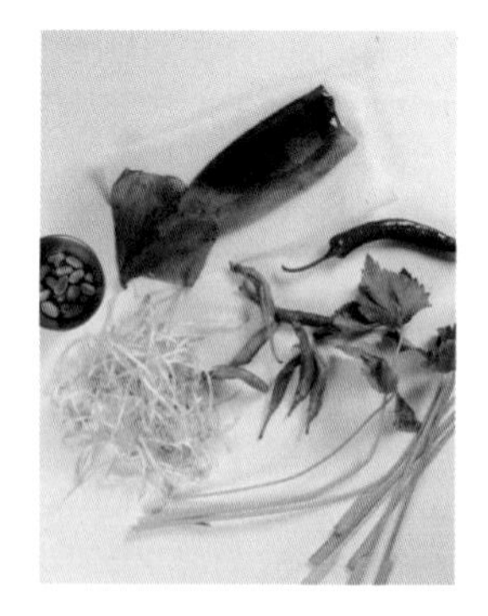

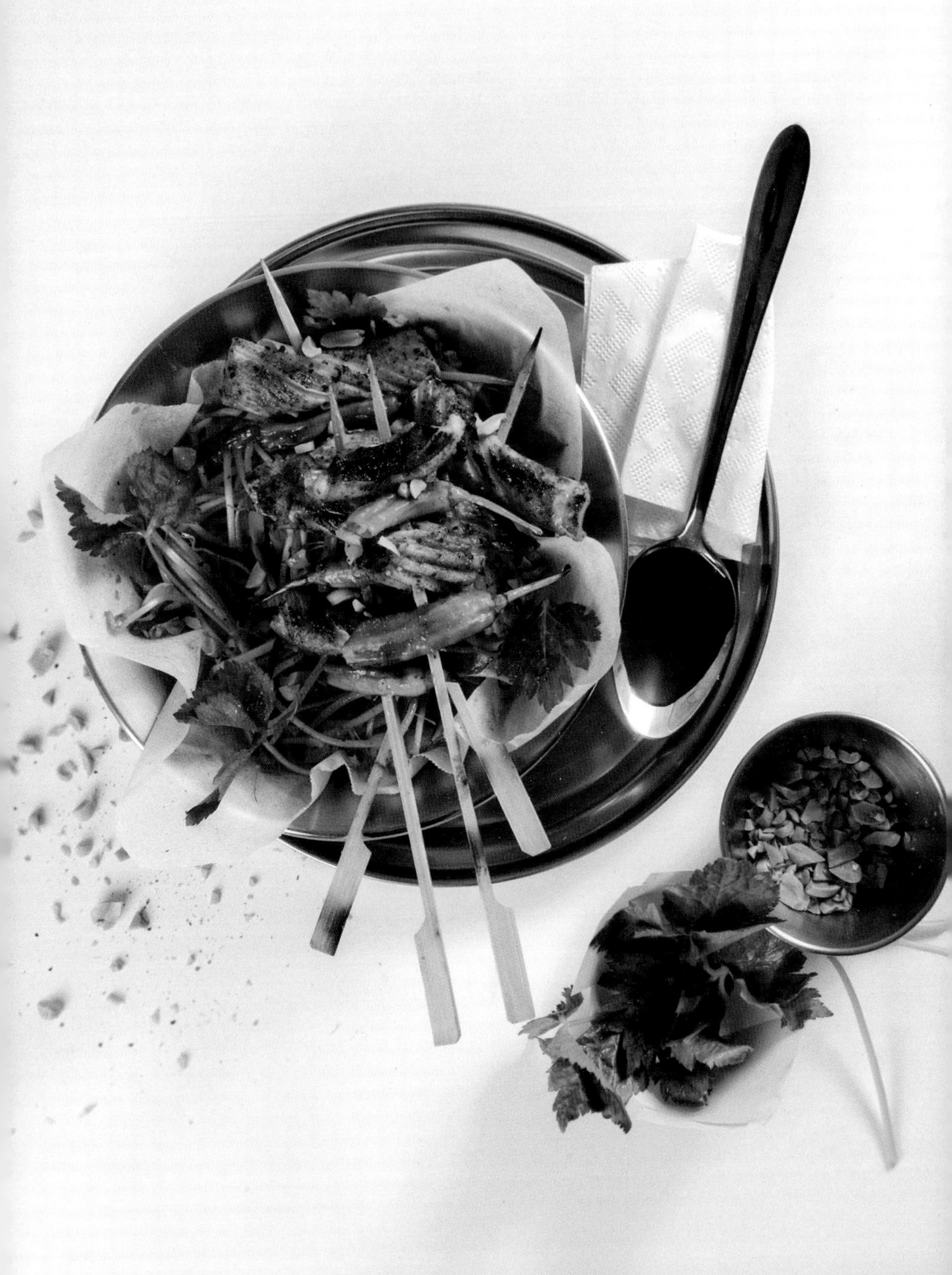

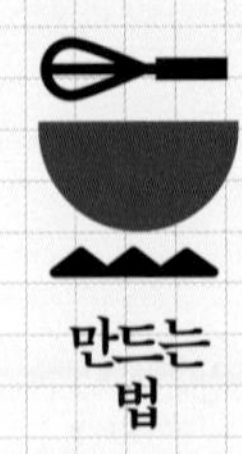

만드는 법

❶ 오징어는 배를 가르고 내장을 제거한 후 껍질을 벗기고 깨끗이 씻어서 준비한다.

❷ 오징어살 안쪽(작은 돌기가 나 있는 부분)에 대각선 한 방향으로 잘게 칼집을 넣는다.

❸ 칼집 낸 오징어는 몸통을 세로로 한번 자르고 가로로 4등분을 해서 잘라 준비하고, 꽈리고추는 반을 잘라 준비한다.

❹ 오징어양념가루의 재료를 분량대로 다 섞어서 양념가루를 만든 후 잘라놓은 오징어의 칼집낸 부분에만 양념가루를 묻힌다.

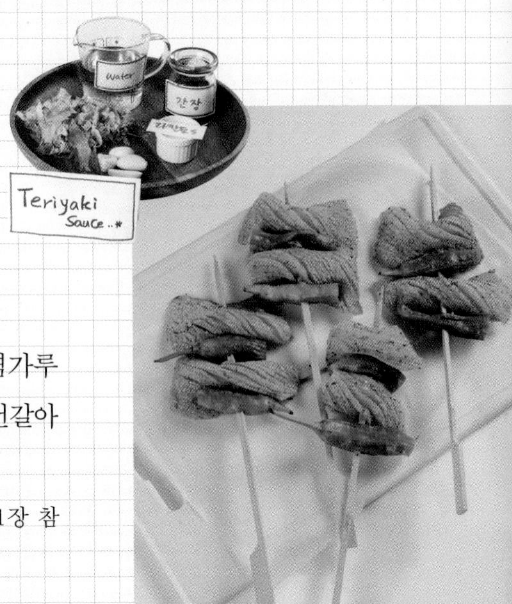

❺ 꼬치에 꽈리고추와 양념가루를 묻혀놓은 오징어를 번갈아 가며 끼운다.

❻ 데리야끼소스를 만든다(1장 참조).

❼ ❺의 오징어 꼬치는 기름 두른 팬에 앞뒤로 노릇하게 굽는다.

❽ 팬에 기름을 두르고 채썬 홍고추를 먼저 살짝 볶다가 숙주를 넣고 소금을 살짝 뿌린 후 10초 더 볶다가 불을 끄고 접시에 담아낸다.

❾ 숙주샐러드 위에 구운 오징어 꼬치를 올리고 데리야끼소스를 넉넉히 뿌린 후 굵게 다진 땅콩을 뿌리고 참나물을 올리면 완성.

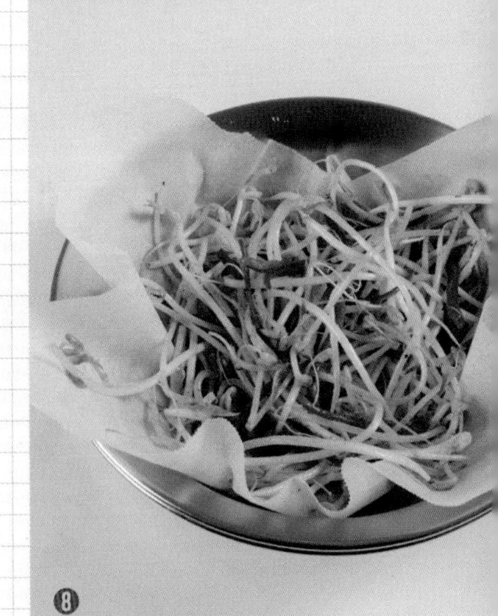

쭈꾸미 컵 샐러드

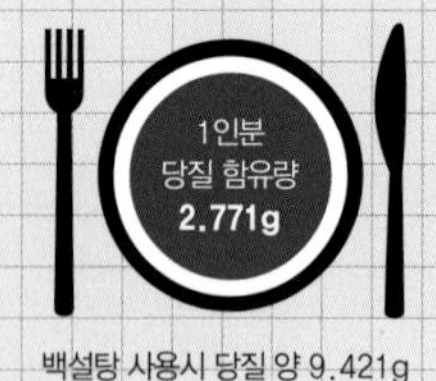

백설탕 사용시 당질 양 9.421g

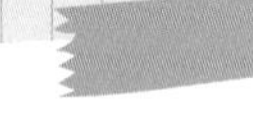

재료

2인분 분량

쭈꾸미 큰 것 2마리(190g), **오이** 50g, **라디치오** 10g, **비트잎** 10g, **실곤약** 50g, **마늘** 1톨, **건작은고추**1개, **깨** $\frac{1}{2}$ts

> **칠리소스** **양파** 20g, **홍고추** $\frac{1}{2}$개(5g), **건작은고추** 1개, **액젓** 1Ts, **천연감미료** 1Ts, **물** 3Ts, **레몬즙** 1ts

> **오이절임** **소금** 3꼬집, **레몬즙** 1ts, **천연감미료** 1ts

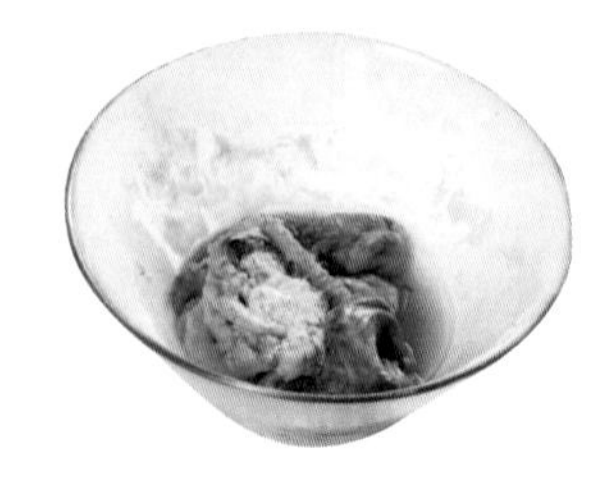

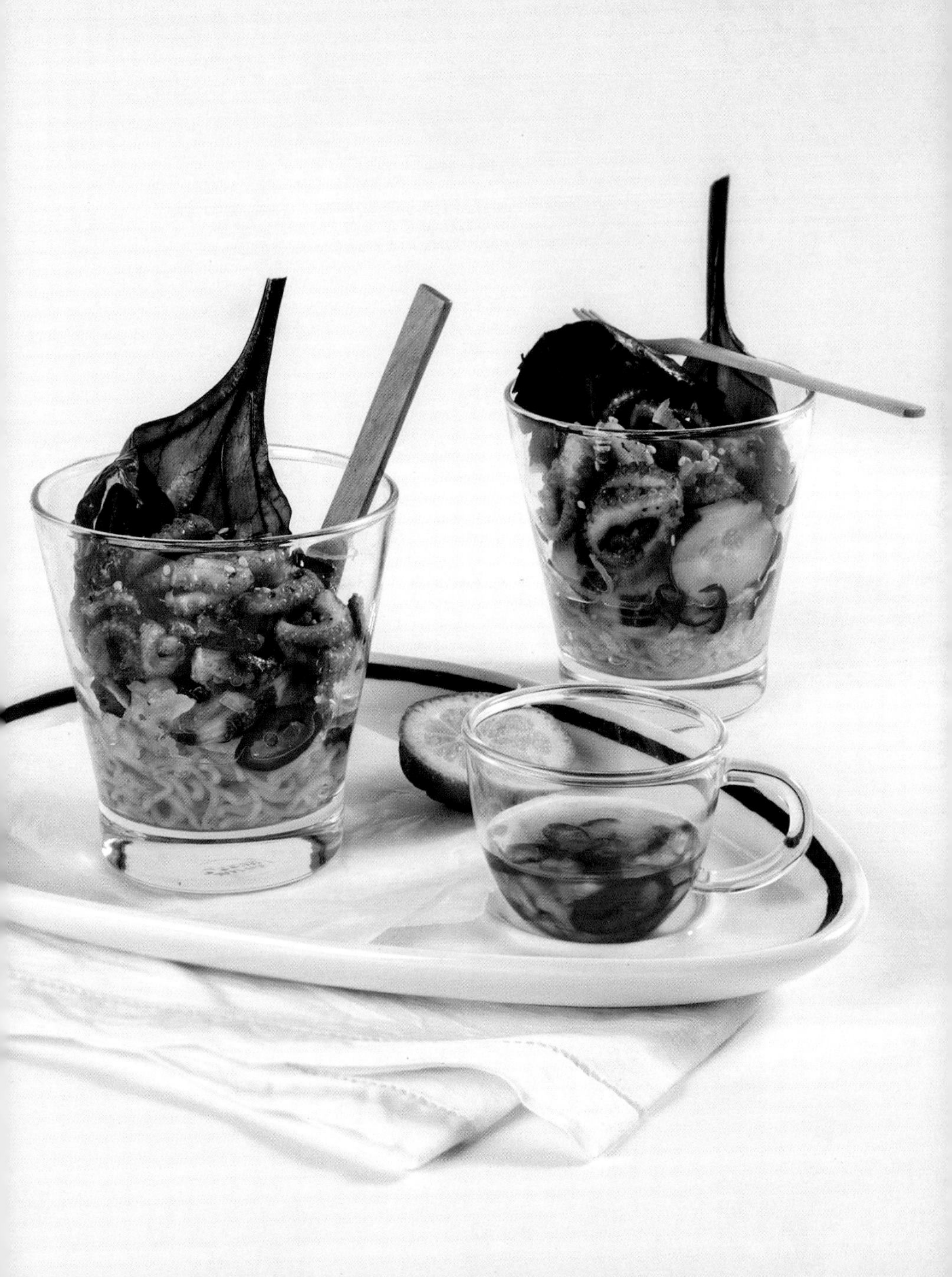

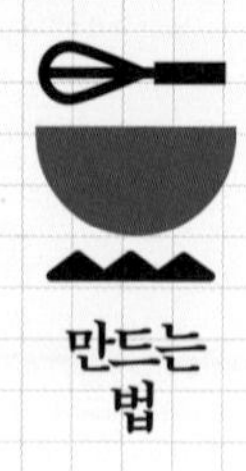

만드는 법

❶ 쭈꾸미는 머리 부분을 잘라 내장을 제거한 후, 밀가루를 넣어 바락바락 주물러 비빈 후 깨끗이 씻고, 끓는 물에 데친 후 찬물에 헹구어 준비한다.

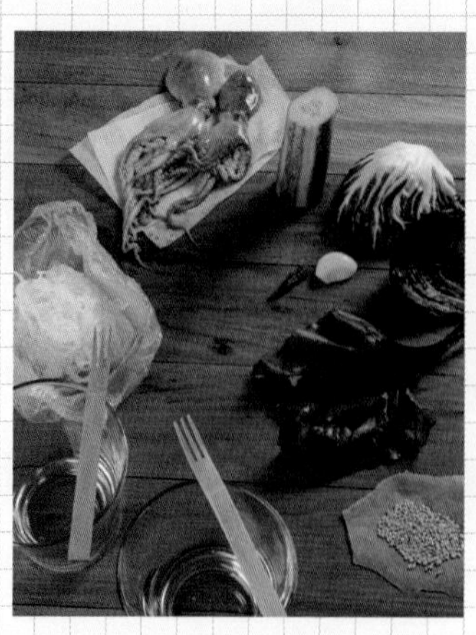

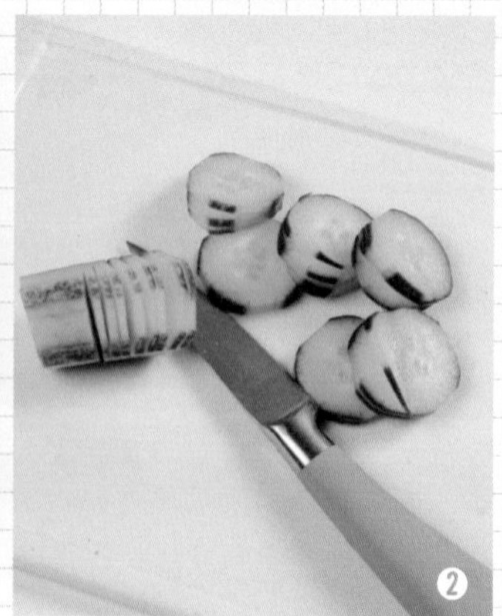

❷ **오이절임** 오이는 위아래 굴려가며 칼집을 낸 후, 0.5cm 두께로 썰어 오이절임 재료를 모두 넣어 절여 두었다가 찬물에 한번 헹구어 물기를 짜서 준비한다.

❸ **칠리소스** 양파는 잘게 다지고, 홍고추는 얇게 송송 썰고, 건작은고추는 곱게 손으로 부셔서 나머지 액젓과 천연감미료, 물, 레몬즙을 넣어 칠리소스를 준비한다.

❹ 실곤약은 끓는 물에 식초를 약간 넣어 데친 후 찬물에 헹구어 준비한다.

❺ 데쳐 놓은 쭈꾸미는 먹기 좋은 크기로 잘라, 만들어 놓은 칠리소스 1Ts와 건작은고추 1개를 손으로 부셔서 넣고, 깨 $\frac{1}{2}$ts과 편 썬 마늘 1톨을 넣어 조물조물 무친 후 기름 없는 팬에 노골노골하게 바짝 볶아준다.

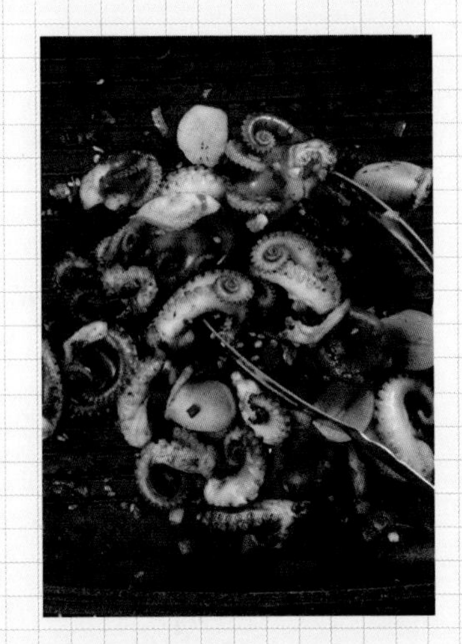

❻ 쭈꾸미 샐러드를 담을 유리컵이나 그릇에 실곤약을 담고 칠리소스를 조금 부어준 후, 절인 오이를 담고, 바짝 볶아놓은 쭈꾸미를 담은 다음 나머지 소스를 붓는다. 라디치오, 비트잎을 곁들여, 랩을 씌워 냉장고에 차게 식히면 완성.

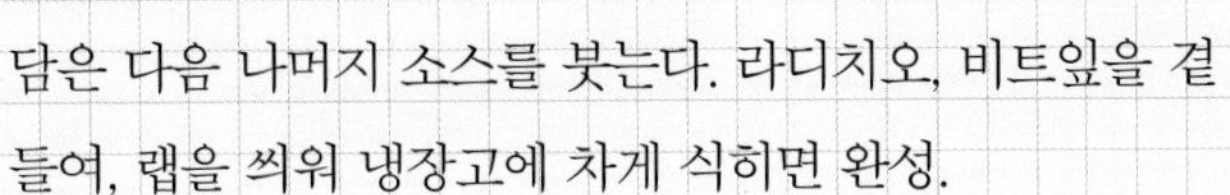

잠깐! 실험해 봅시다

설탕을 얼마나 넣어야 가당 요거트 맛이 날까?

당 끊기 메뉴니까, 몸에 좋은 걸 먹는 거니까 맛이 없어도 참아야 한다. 이런 상태라면 단맛에서 벗어나는 게 더 힘든 일이 될 겁니다. 습관이 되기도 전에, 의지를 세워야만 할 수 있는 일이 돼 버리면 십중팔구 그 일은 실패로 이어지게 마련입니다. 요리를 맛있게 해주는 소스들을 먹을 수 없다는 게 당 끊기의 괴로움 중 하나인 것은 사실이지만, 장기적으로 봤을 때 건강한 식습관을 얻기 위해서 당분이 많이 들어간 소스는 점점 멀리 해야 하는 것 또한 양보할 수 없는 원칙입니다. 그러다 보니 이 책에서 많이 활용하고 있는 것 중 하나가 무가당 요거트입니다. 요새는 설탕을 전혀 넣지 않고 우유 100%로 만든 요거트를 가까운 마트에서도 판매하고 있어서 식생활에서 선택의 폭이 그래도 조금은 넓어졌습니다.

2014년 세계보건기구(WTO)는 하루 당류 섭취량을 25g 이하로 권고했다는데, 우리는 당을 얼만큼 먹고 있을까요? 아시다시피 그동안 우리가 많이 사 먹던 요거트에는 당 성분이 상당량 첨가되어 있습니다. 요거트뿐만 아니라 공장에서 만들어져 시판되는 대부분의 식재료들이 백설탕이나 그밖의 당이 상당량 첨가되어 있습니다. 단맛에 너무나 길들여져 있다 보니 무가당 요거트가 맛이 없다고 과일과 꿀을 잔뜩 넣어서 먹는 분들도 많을 겁니다. 그렇다면 굳이 무가당 요거트를 먹는

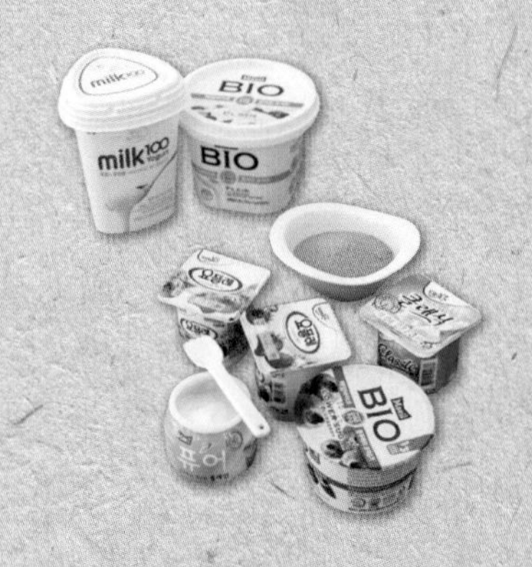

의미가 없어지겠죠. 잠깐만! 이 대목에서 한 가지 궁금해지는 것이 있습니다.

무가당 요거트에 설탕을 얼마나 넣어야 그동안 우리가 먹던 가당 요거트 맛이 날까요? 제품 성분표를 살펴보면 쉽게 가늠할 수 있습니다. 같은 회사 제품으로 무가당과 가당 요거트를 선택해서 살펴봅시다. 매일유업의 무가당 요거트 바이오(BIO) 900g짜리가 가당 요거트 맛이 나려면 설탕 몇 스푼을 넣어야 할까요? 비교를 위해 같은 회사 제품 중 무첨가를 컨셉으로 내세운 '퓨어'라는 제품을 살펴봤습니다. 85g짜리에 당류 11g으로 표기돼 있는 걸 볼 수 있습니다. 계산해 보면 900g짜리가 같은 맛을 내려면 133g가량이 들어가야 됩니다. 설탕 1Ts이 10~11g 정도라는 걸 감안하면 설탕 12~13Ts은 넣어야 무가당 요거트가 가당 요거트 맛을 낼 수 있겠군요.

Chapter 4

든든한 별식! 닭고기, 오리고기 요리

이 책에서 당질 계산을 할 때는 참고 자료를 보고
100g당 얼만큼의 당질이 있는지를 가늠해서 종합했습니다.
그렇지만 내가 지금 먹고 있는 식재료와 참고 자료에서 측정한 식재료는
당질 양이 완전히 같을 수는 없습니다.
예를 들어 토마토라면 개체마다 차이가 있어서 어느 것은 단맛이 높고
어느 것은 신맛이 높을 수도 있습니다.
그러니까 '당질 10g 이하로 먹기'를 목표로 잡았다고 해도
수치를 너무 철저하게 따지지 않아도 됩니다.
이 책에서도 10g이 넘더라도 11g을 넘지 않으면 메뉴에 포함시켰습니다.

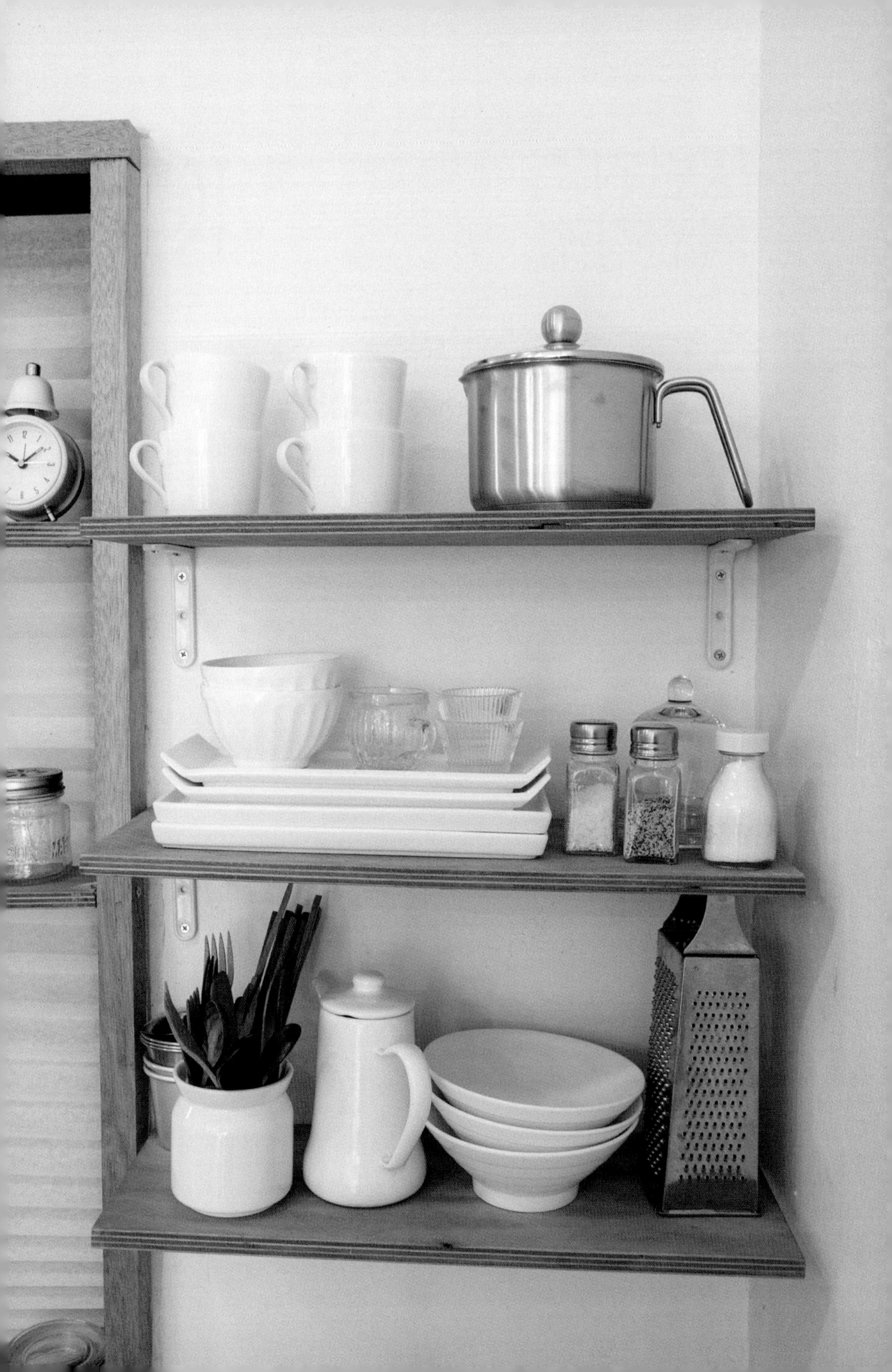

명란치즈 치킨강정

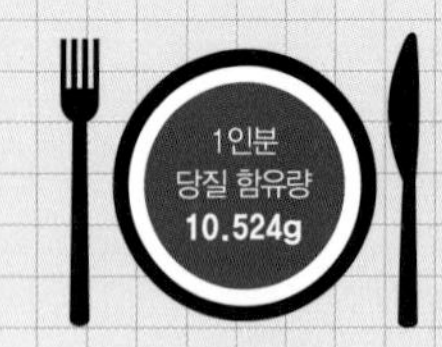

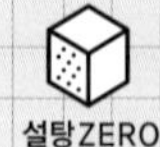

재료

2인분 분량

닭가슴살 240g, **달걀 흰자** 1개, **소금** · **후추** 약간, **볶은 아몬드가루** 50g, **볶은 통아몬드** 20g, **꽈리고추** 6개

> **명란치즈소스** **명란젓** 50g, **양파** 100g, **우유** 90ml(6Ts), **달걀 노른자** 2개, **슬라이스 체다치즈** 2장, **파마산치즈가루** 10g, **간장** 2ts

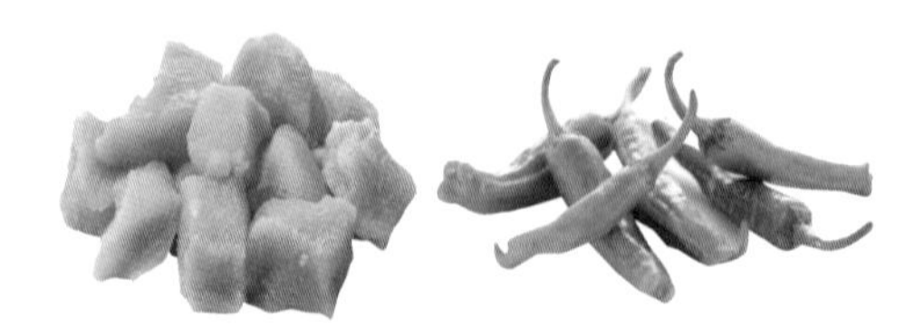

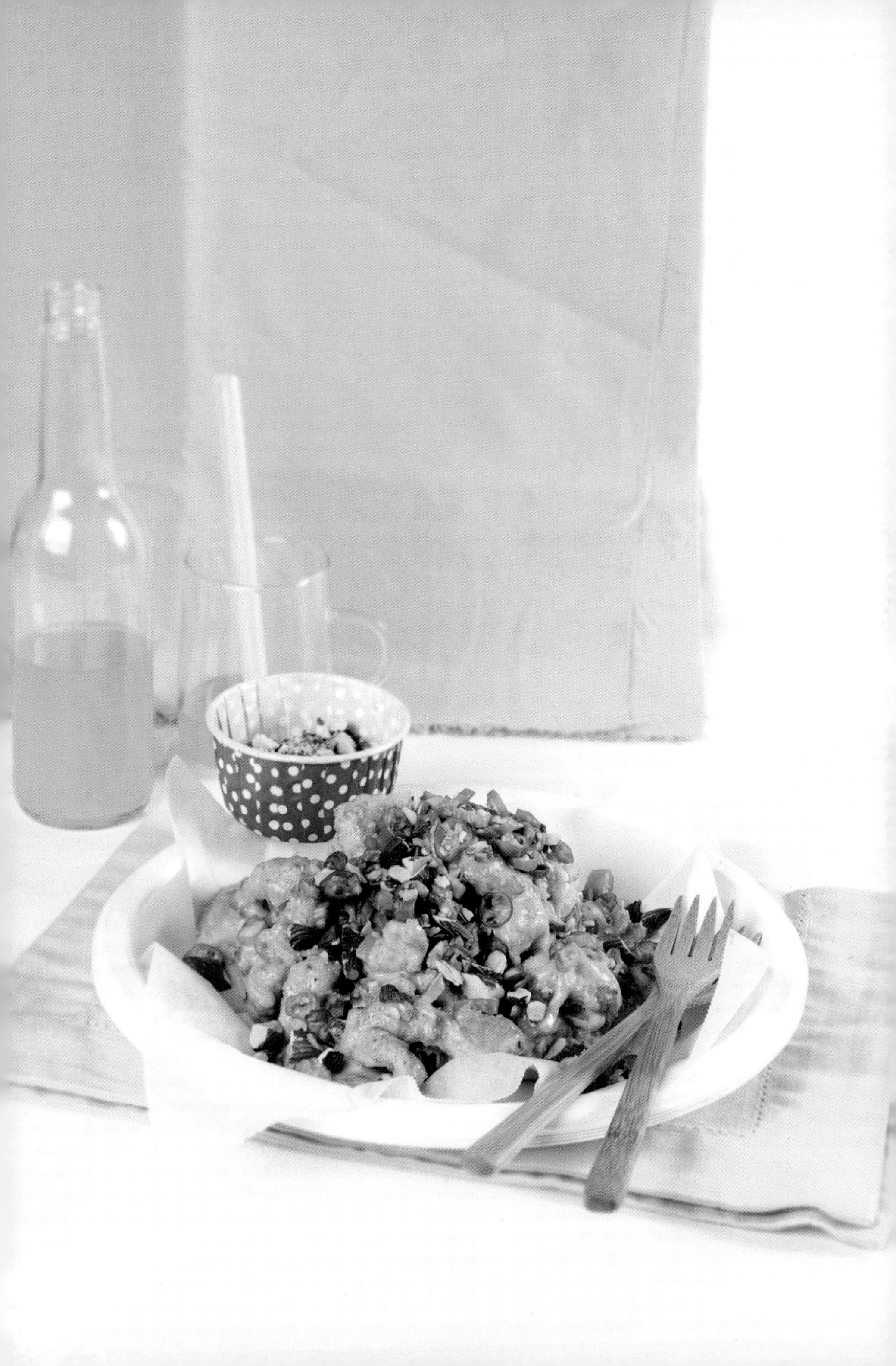

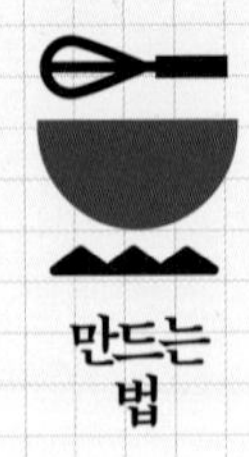

만드는 법

❶ 닭가슴살은 중간 포를 한번 뜨고 1cm 폭으로 길게 썰어 우유에 한번 담갔다 건져낸다.

❷ 명란젓은 겉을 물에 한번 헹구고, 얇은 막을 잡고 알을 짜놓는다.

❸ 썰어 놓은 닭가슴살에 아몬드가루(아몬드를 믹서에 곱게 갈은 것)와 달걀 흰자, 약간의 소금, 후추를 넣고 섞어 반죽한다.

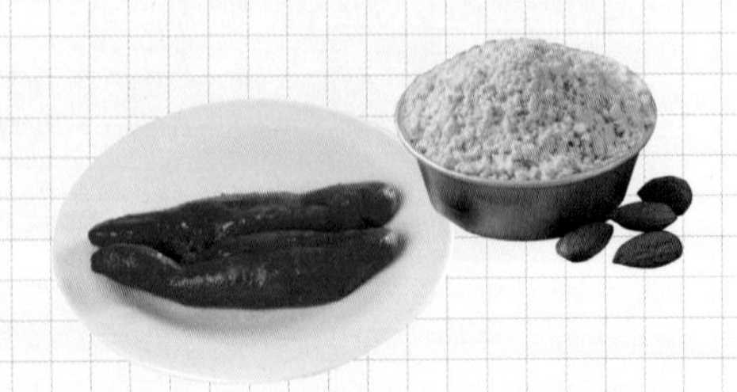

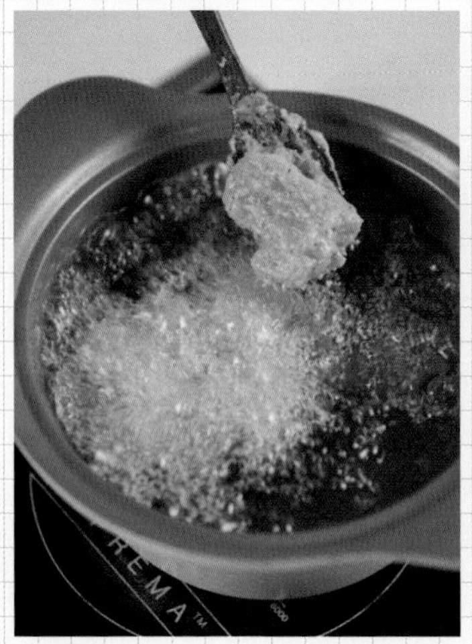

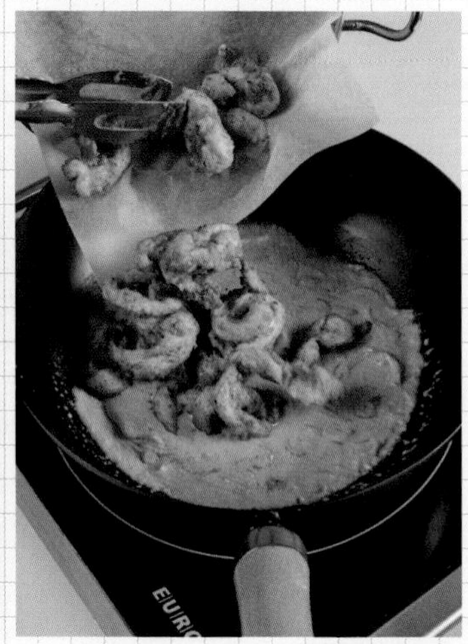

❹ 175~180도의 기름에 닭가슴살 반죽을 한 수저씩 떠 넣어 노릇하게 튀기고, 건져내어 다시 한 번 노릇하게 튀겨낸다.

❺ **명란치즈소스** 기름 없는 팬에 양파를 살짝 볶다가 우유, 달걀 노른자, ❷의 명란알, 슬라이스치즈, 파마산치즈가루, 간장을 넣고 치즈가 녹을 때까지 볶는다.

❻ 튀겨놓은 닭가슴살을 넣어 같이 버무리며 섞고 바로 불을 끈다.

❼ 그릇에 명란치즈소스를 묻힌 치킨강정을 담고 송송 썬 꽈리고추와 굵게 다진 아몬드를 올리면 완성.

부드러운 닭 안심 & 구운 파프리카

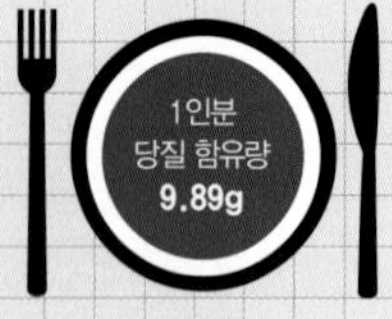

백설탕 사용시 당질 양 23.39g

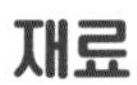

재료

2인분 분량

닭 안심 4쪽(160g), **홍파프리카** 1개(170g), **가지** 40g, **우유** 약간, **올리브유** 약간, **소금**, **후추** 약간

> **닭 육수** **샐러리** 20g, **마늘 1톨**(5g), **통후추** 1ts, **소금** 1Ts, **물** 3컵

> **땅콩참깨드레싱** **볶은땅콩** 15g, **깨** 1Ts(6g), **볶은 밀기울가루** 1Ts, **천연감미료** 2Ts+2ts, **소금** $\frac{2}{3}$ts, **무가당요거트(우유 100%로 만든 것)** 5Ts, **레몬즙** 1Ts, **후추** 약간, **통깨** 1ts(갈지 않고 넣는다)

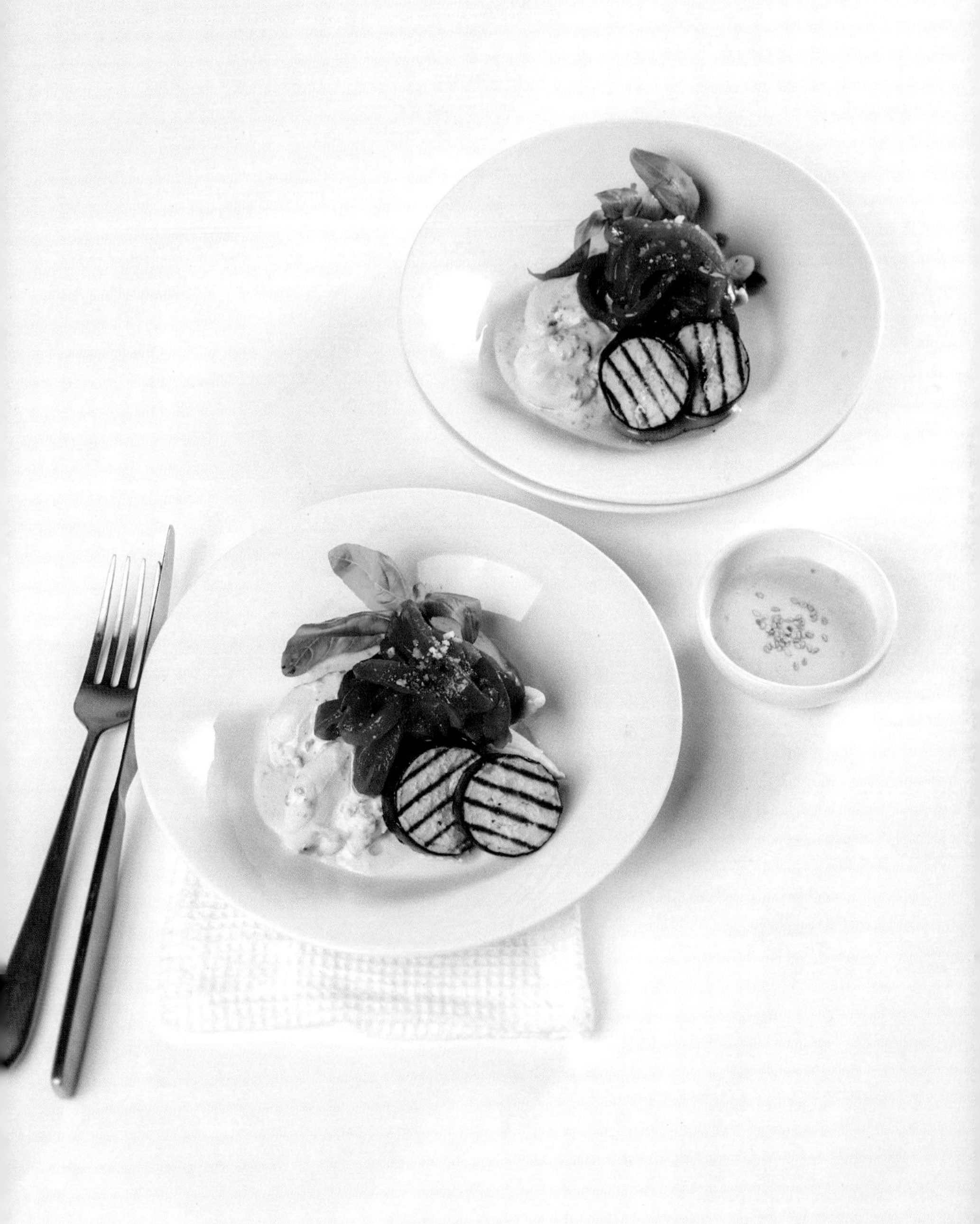

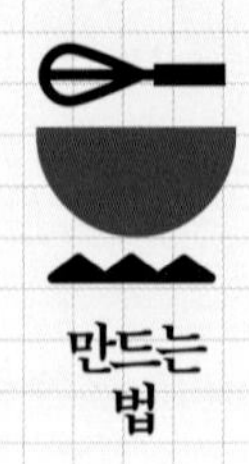

만드는
법

❶ 닭 안심은 소금을 약간 뿌리고 우유에 재워서 준비한다.

❷ **닭 육수** 냄비에 닭 육수의 모든 재료를 넣고 10~15분간 끓이다가 불 끈 후, 닭 안심을 넣어 15분간 남은 열로 익힌다.

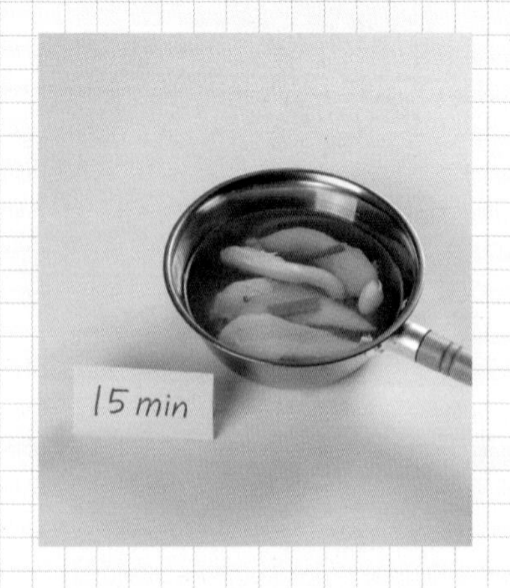

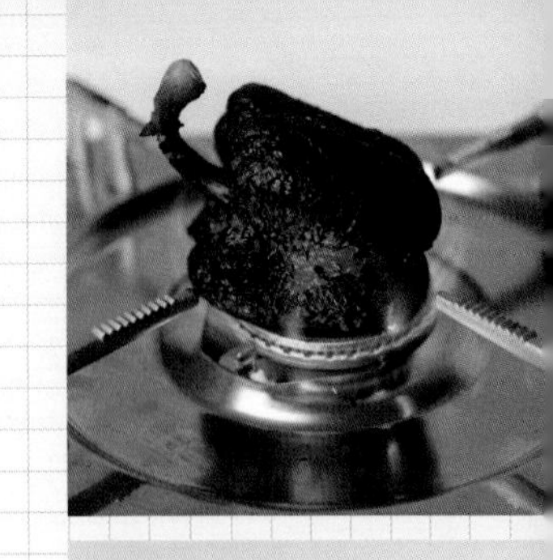

❸ **파프리카 직화구이** 홍파프리카를 통째로 불 위에 그대로 올려, 10분 정도 돌려가며 까맣게 겉껍질을 태운다. 불을 끈 후에는 파프리카가 완전히 들어갈 만한 깊이의 그릇에 담아 랩을 씌워놓고 10~15분 그대로 둔다. 꺼내서 탄 겉껍질을 손에 물을 묻혀가며 깨끗이 벗겨낸다. 겉껍질을 모두 벗긴 홍파프리카는 0.5cm 두께로 가늘게 썰어 준비한다.

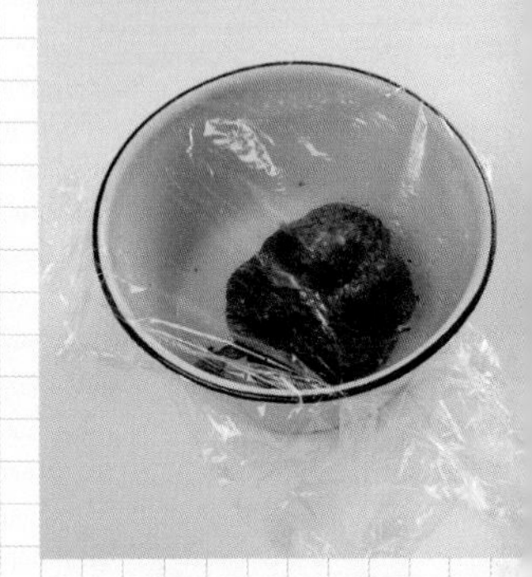

❹ 가지는 4등분하여 오일 없는 팬에 그대로 놓고 앞뒤로 구워내 준비한다.

❺ **땅콩참깨드레싱** 통깨 1ts를 남겨두고 믹서에 땅콩드레싱 재료를 모두 곱게 간 후, 남은 통깨를 섞는다.

❻ ❷의 예열로 익힌 닭 안심과 ❹의 구운 가지를 그릇에 담고 그 위에 땅콩참깨드레싱을 넉넉히 뿌린다. ❸의 홍파프리카 썰어놓은 것을 닭 안심 위에 올리고, 올리브유와 후추를 약간 뿌리면 완성.

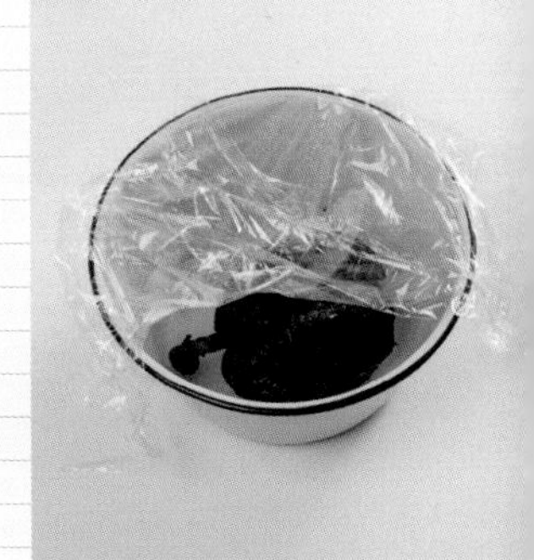

TIP **불을 끄고 남은 열로 닭고기를 익히면 :** 부드럽게 익기 때문에 닭안심 대신 닭가슴살로 대체해도 퍽퍽하지 않다.

닭봉 & 야채스틱

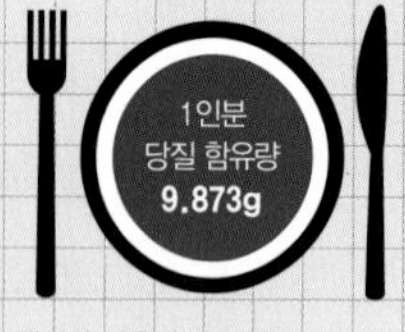

백설탕 사용시 당질 양 14.613g

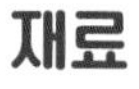

2인분 분량

닭봉(또는 윙) 8조각(250g), **당근** 80g, **단호박** 80g, **우유** 약간, **올리브오일** 약간, **소금 · 후추** 약간

> **닭봉 웨지 양념** **볶은 밀기울가루** 1ts, **고춧가루** $\frac{1}{3}$ts, **후추가루** $\frac{1}{4}$ts, **소금** $\frac{1}{3}$ts

> **구운가지 마요네즈딥** **가지** 1개(120g), **수제 두부마요네즈** 5Ts, **레몬즙** 1Ts, **천연감미료** 1ts

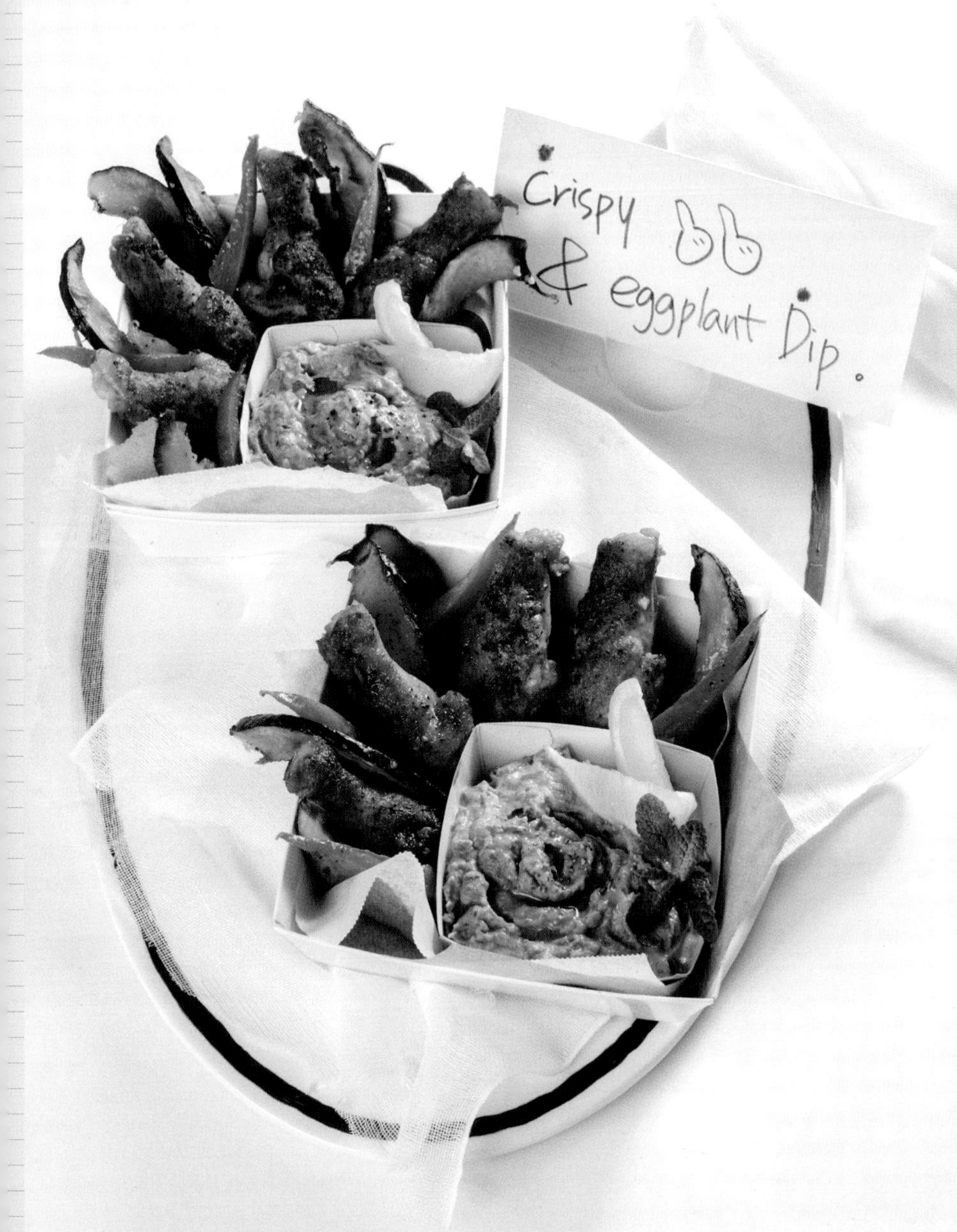
Crispy
& eggplant Dip.

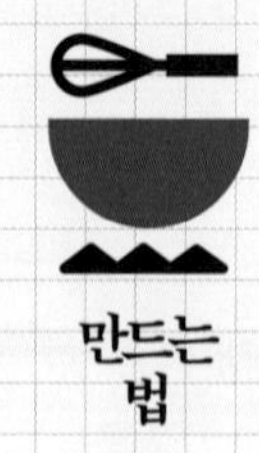

만드는 법

❶ 닭봉은 우유를 약간 뿌리고 소금, 후추 간을 해서 재워둔다.

❷ 가지는 길쭉하게 반을 잘라 소금, 후추를 약간 뿌리고 오일을 뿌린 후, 전자레인지에 5분을 돌려 익힌다. 이때 꼭, 물이 든 컵과 함께 돌린다.

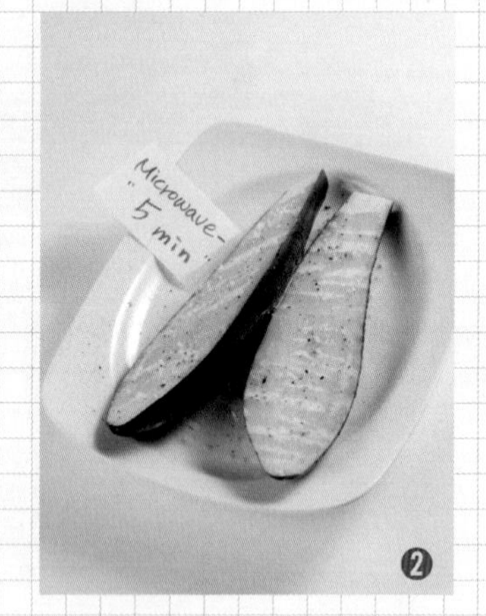

❸ **구운가지 마요네즈딥** 전자레인지에서 익힌 가지(껍질째), 수제 두부 마요네즈(1장 참조), 레몬즙, 천연 감미료를 분량대로 믹서에 넣고 곱게 갈아서 딥을 만든다.

❹ 당근은 새끼손가락 굵기로 뾰족한 스틱 모양으로 자르고, 단호박은 두께감 있게 넓적하고 길게 잘라 준비한다.

❺ 닭봉 웨지 양념은 분량대로 재료를 모두 섞어 놓는다.

❻ ❶의 재워두었던 닭봉을 키친타올로 수분을 제거한 후, 닭봉 웨지 양념을 위쪽 닭껍질 쪽에만 묻힌다.

❼ 오븐은 200도로 예열해 놓는다. 웨지 양념을 묻힌 닭봉과 당근, 단호박을 종이호일을 깐 오븐용 팬에 올리고 소금, 후추, 올리브오일을 약간 뿌린 뒤 20~25분 오븐에 구워낸다. 구운가지 마요네즈딥과 함께 내면 완성.

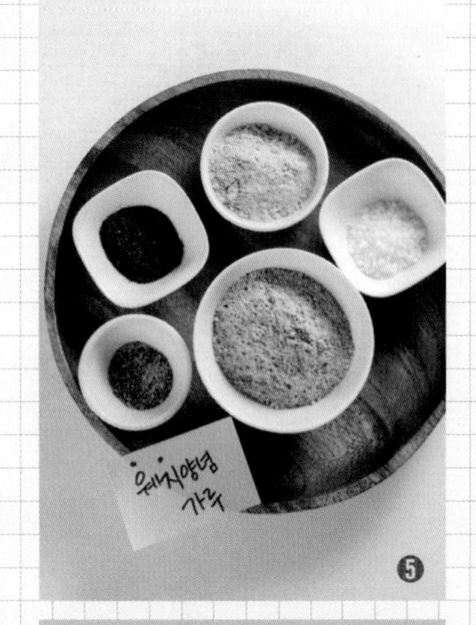

❺

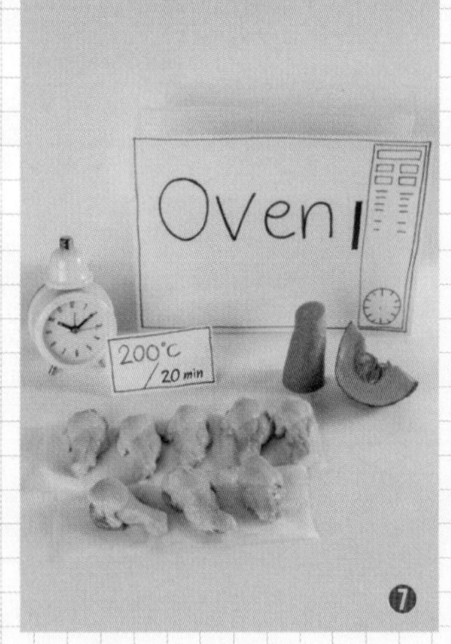

❼

TIP **당근을 뺐을 경우 :** 1인분 당질 양은 6.753g으로 내려갑니다. 참고할 만합니다.

훈제오리 들깨 겨자냉채

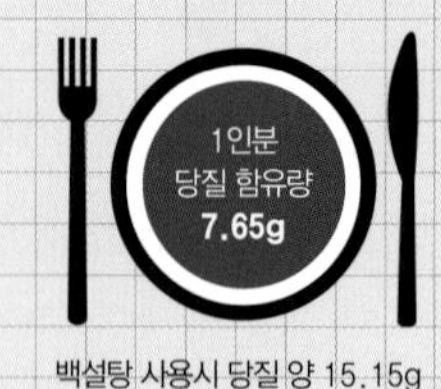

백설탕 사용시 당질 양 15.15g

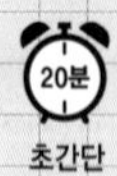

초간단

재료

2인분 분량

훈제오리 100g, **오이** 50g, **양파** 20g, **당근** 20g, **치커리** 5g, **실곤약** 120g

> **들깨겨자냉채소스** **껍질 깐 들깨가루** 2Ts, **참깨** 2ts, **겨자** 2ts, **다진 마늘** 1ts, **레몬즙** 3ts, **간장** $\frac{1}{2}$ts, **천연감미료** $1\frac{1}{2}$Ts, **소금** $\frac{1}{2}$ts, **물** 1Ts

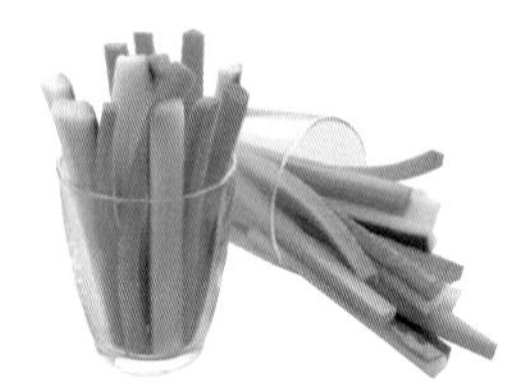

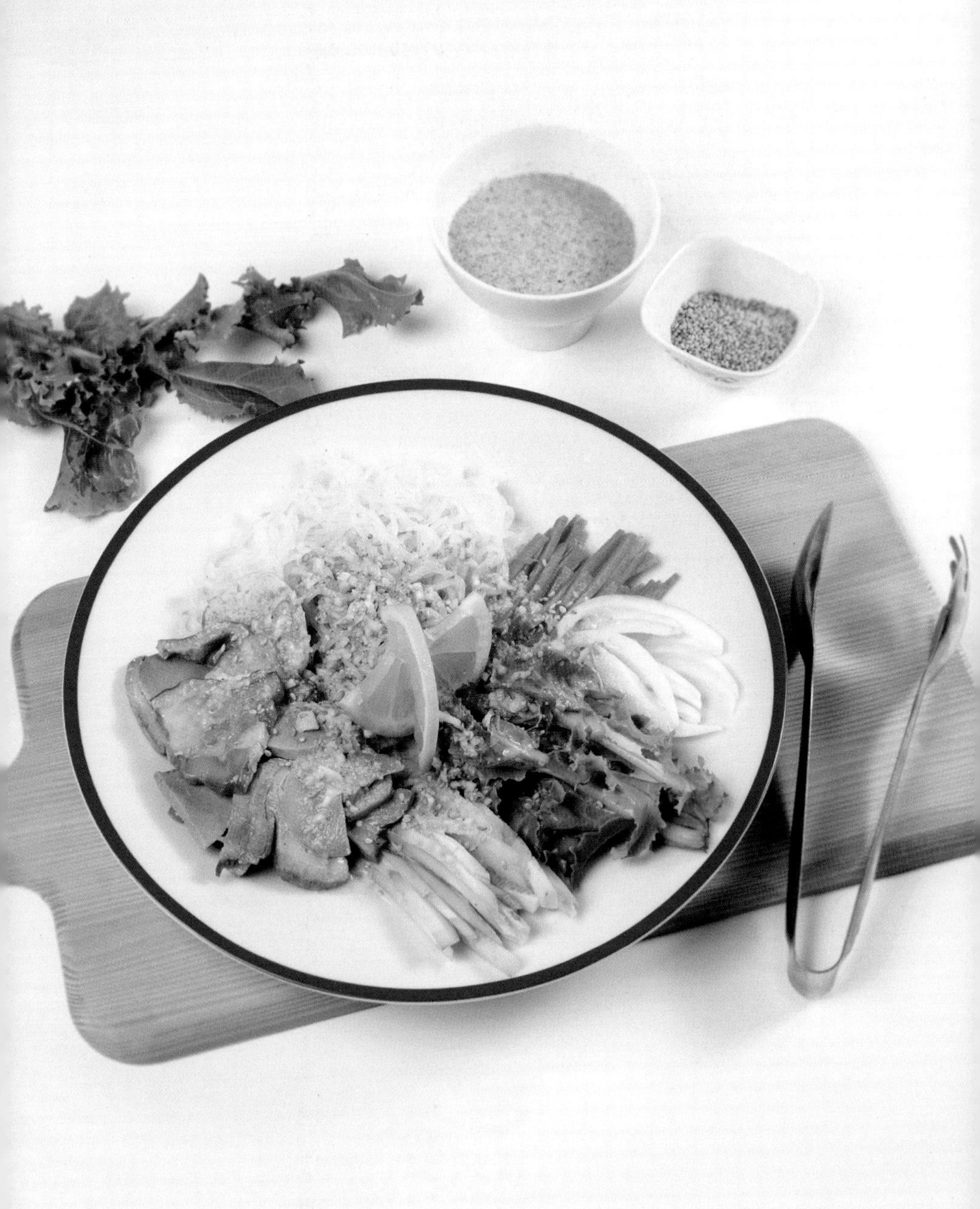

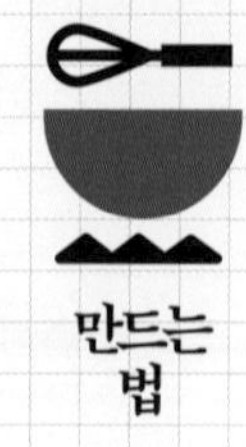

만드는 법

❶ 실곤약은 식초를 약간 넣은 끓는 물에 한번 데쳐 찬물에 헹군 후 체에 받쳐 놓는다.

❷ 오이, 양파, 당근은 채썰고, 치커리도 한입 크기로 썰어 둔다.

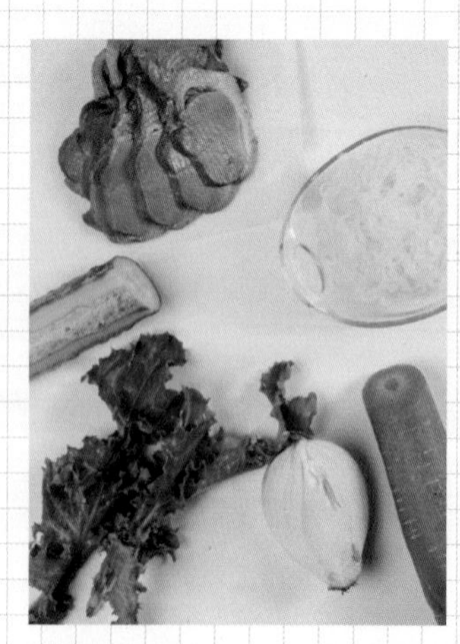

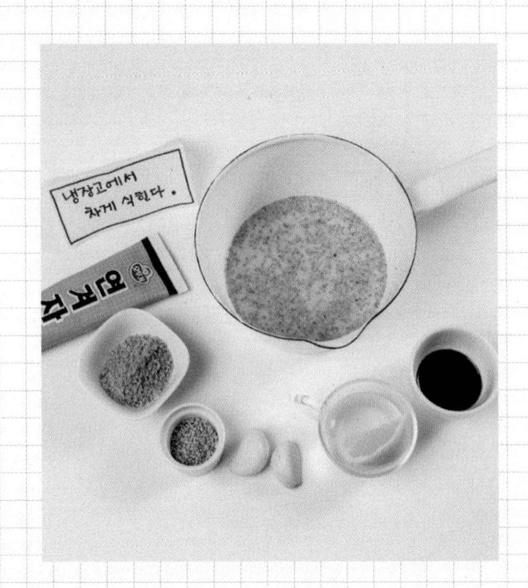

❸ **들깨겨자냉채소스** 냄비에 들깨겨자냉채소스 재료를 분량대로 다 넣어 파르르 한번 볶아 끓인 후 냉장고에 식힌다.

❹ 큰 볼에 한입 크기로 썰어 살짝 데친 훈제오리와 썰어놓은 야채, 들깨겨자냉채소스를 함께 넣어 무쳐내면 완성.

TIP 훈제오리는 뜨거운 물에 살짝 넣었다 뺀다고 생각하고 데치면 된다. 이렇게만 해도 첨가물의 약 70%는 제거된다고 한다.

닭가슴살 수제햄 & 참깨드레싱 샐러드

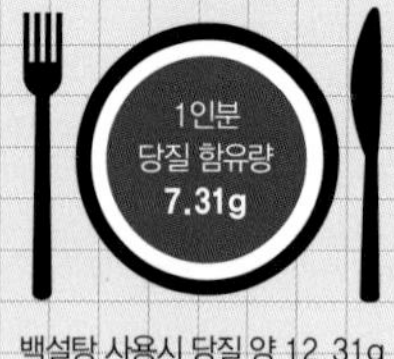

백설탕 사용시 당질 양 12.31g

재료

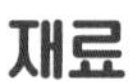

2인분 분량

> **닭가슴살 수제햄** **닭가슴살** 270g, **가쯔오부시(잘게 부신 것)** 1g, **홍고추** 20g, **양파** 50g, **쥬키니(또는 애호박)** 40g, **달걀** 1개, **간장** 1ts, **소금** $\frac{1}{2}$ts, **카놀라유** 1Ts, **종이호일** 2장

> **참깨드레싱 샐러드** **볶은 참깨 갈은 것** 2Ts, **천연감미료** 1Ts, **가쯔오부시** 1g(손가락으로 한 움큼), **간장** 1Ts, **물** 2Ts, **영양부추** 15g, **베이비채소** 15g

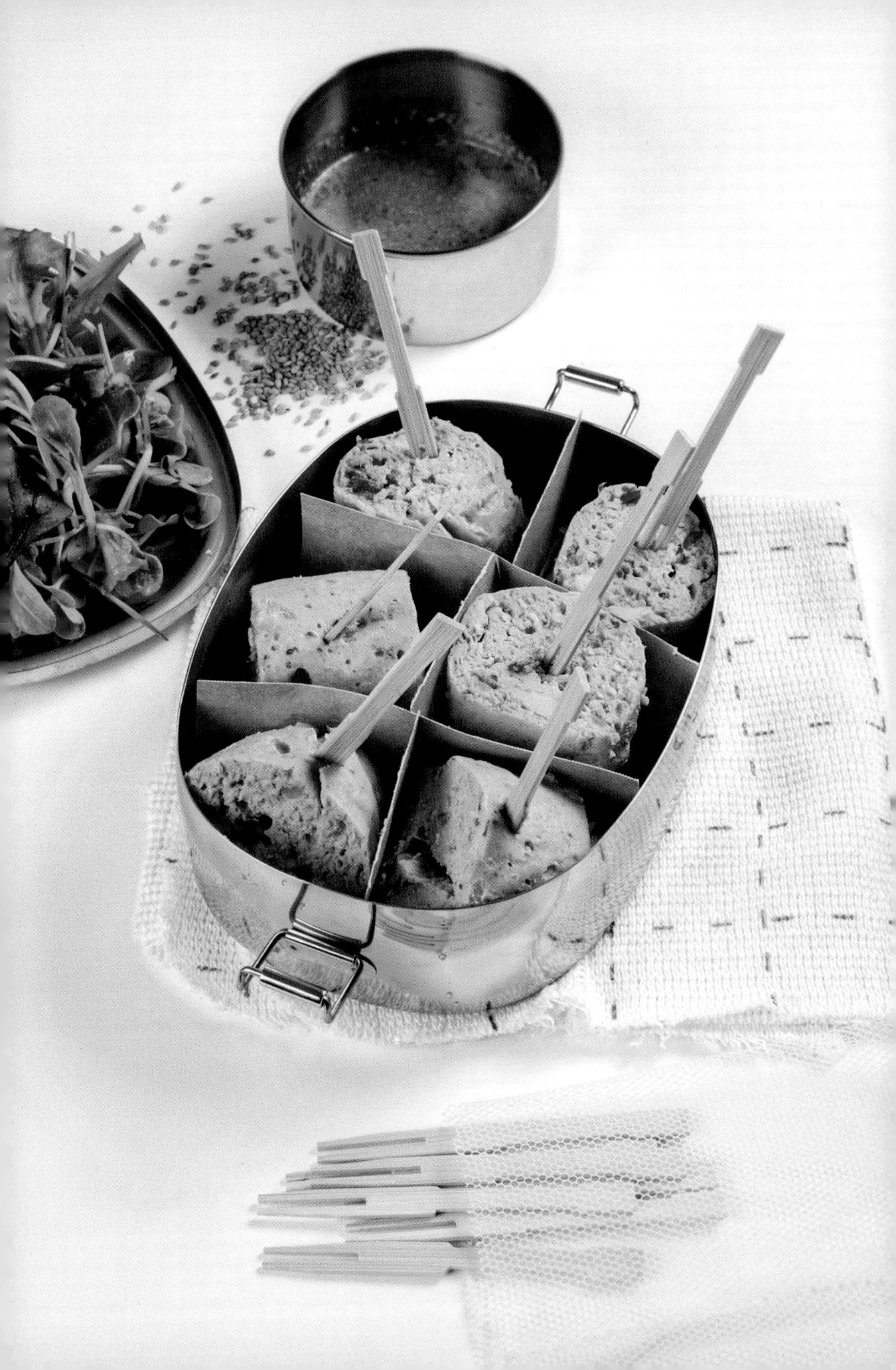

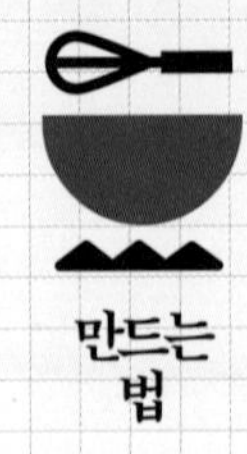

만드는 법

❶ 닭가슴살 수제햄 재료를 모두 믹서에 넣고 곱게 간다.

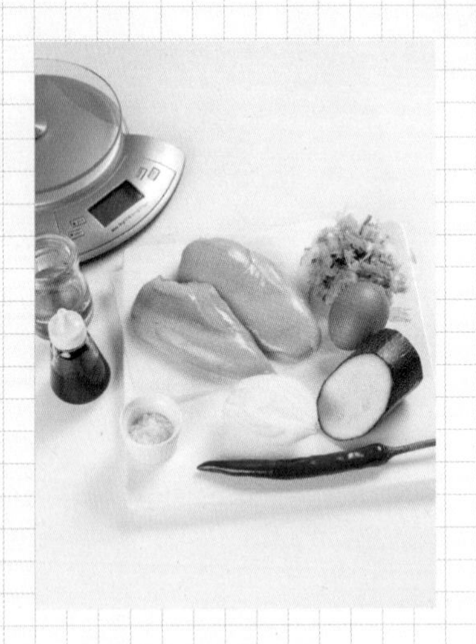

❷ ❶의 반죽을 두 덩어리로 나누어 종이호일 2장에 각각 길쭉하게 담아놓는다. 종이호일로 돌돌 말고 양끝을 돌려서 고정시킨 후, 물이 끓는 찜기에 올려 뚜껑을 덮어 15분 찌고, 불을 끈 후 5분 더 뜸을 들인 후 꺼내 식힌다.

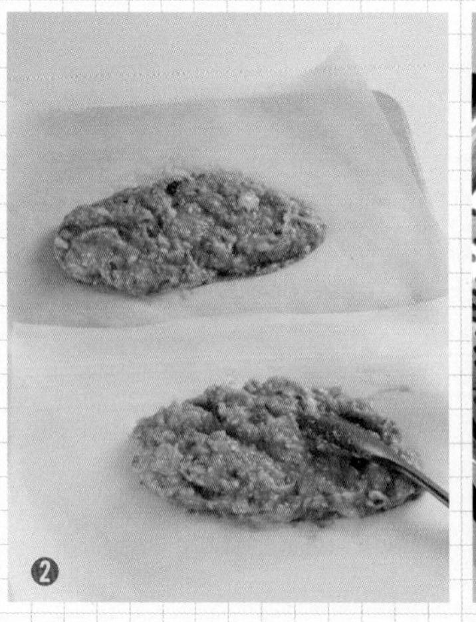

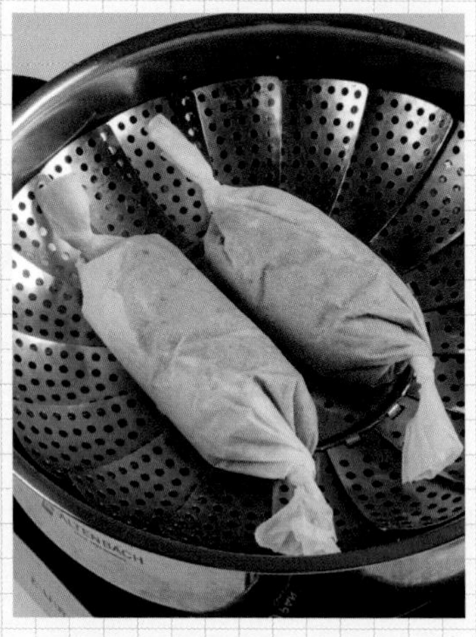

❸ **가쯔오부시 간장물** 참깨드레싱 재료 중 가쯔오부시, 간장, 물, 천연감미료를 분량대로 냄비에 넣고 한번 파르르 끓이다가 체에 걸러 간장물을 준비한다.

❹ **참깨드레싱 샐러드** 양푼에 알맞게 썰은 영양부추와 베이비 채소를 담고, 가쯔오부시 간장물을 넣어 버무려 섞은 다음, 볶은 참깨 갈은 것을 넣어서 다시 한 번 버무려 섞어 낸다.

❺ 식힌 닭가슴살 수제햄을 한입 크기로 썰고, 참깨드레싱 샐러드를 함께 곁들여 내면 완성.

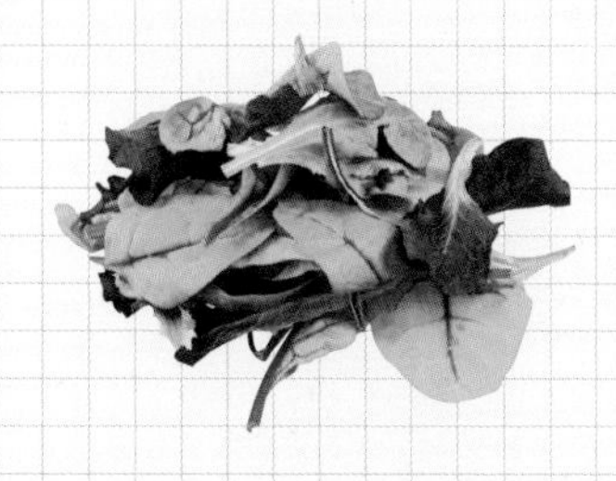

훈제오리 새콤잡채

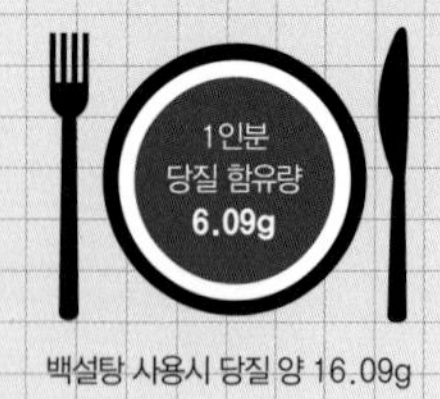

백설탕 사용시 당질 양 16.09g

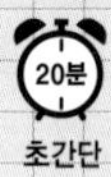

초간단

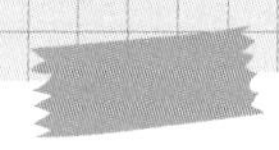

재료

2인분 분량

훈제오리 160g, **숙주** 120g, **영양부추** 10g, **느타리버섯** 40g, **당근** 20g, **홍고추** 1개(10g), **대파** 6g, **마늘** 2톨(10g), **생강** 4편(2g), **고춧가루** $\frac{1}{2}$ts(기호에 따라 선택), **소금 · 후추** 약간

> **레몬 소스** **레몬즙** 2Ts, **천연감미료** 2Ts, **깨** 1ts, **소금** 1ts

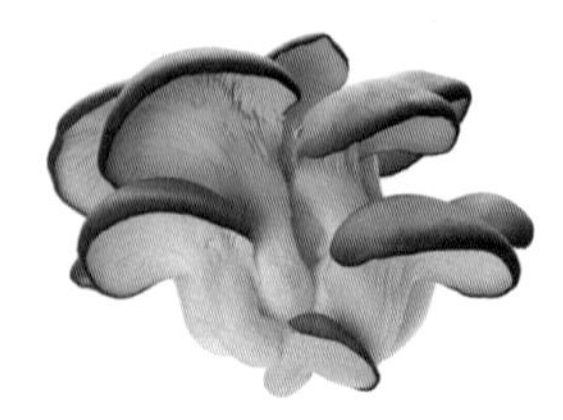

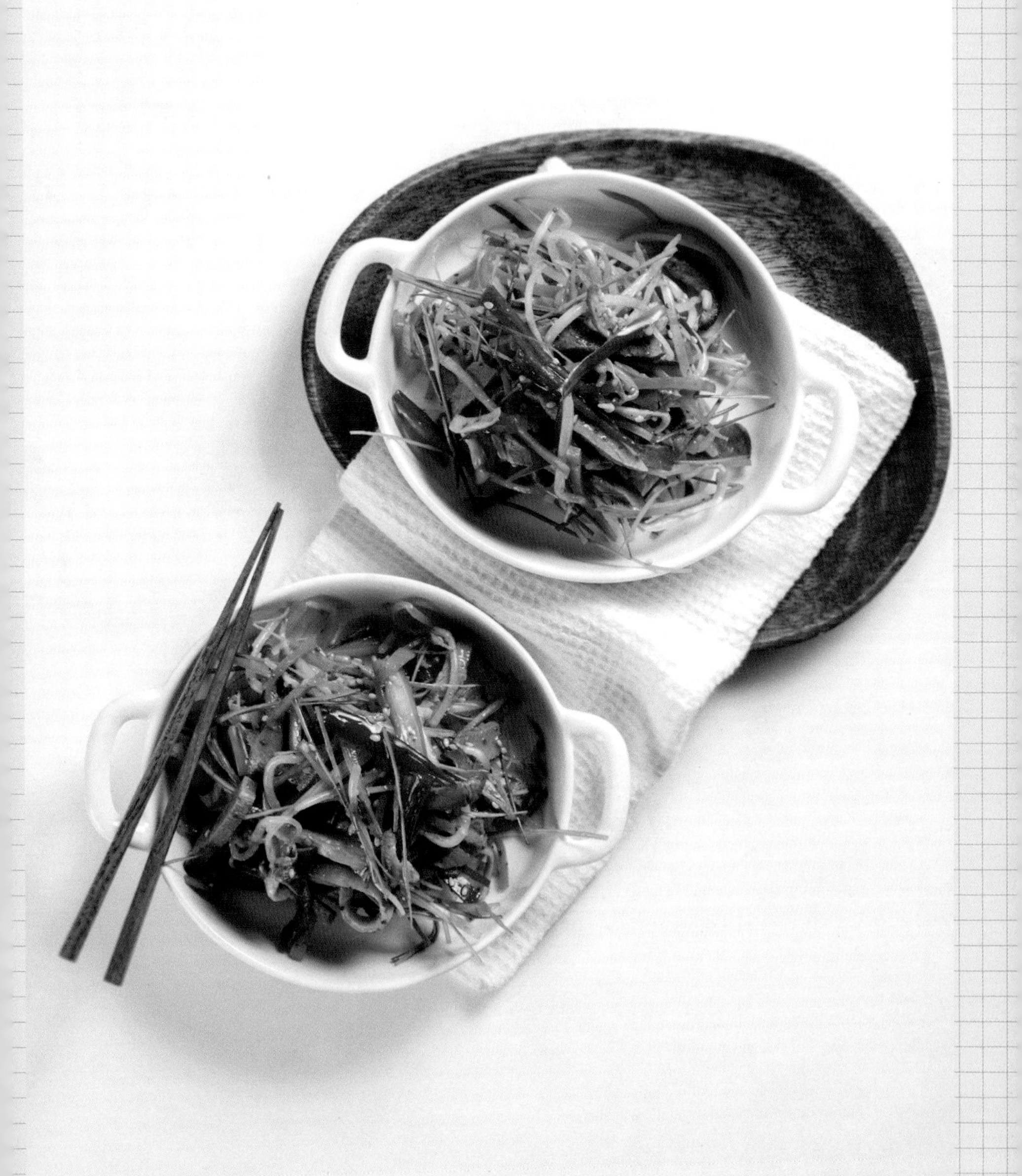

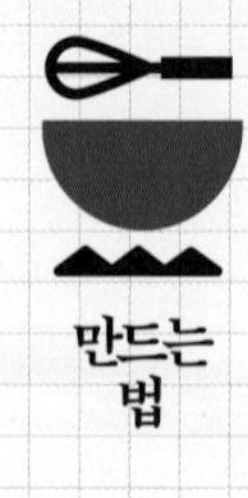

❶ 훈제오리를 가늘고 길게 썬다. 당근, 홍고추, 대파, 마늘, 생강은 채썰고, 영양부추는 4cm 길이로 썰고, 느타리버섯은 가늘게 찢어 놓는다.

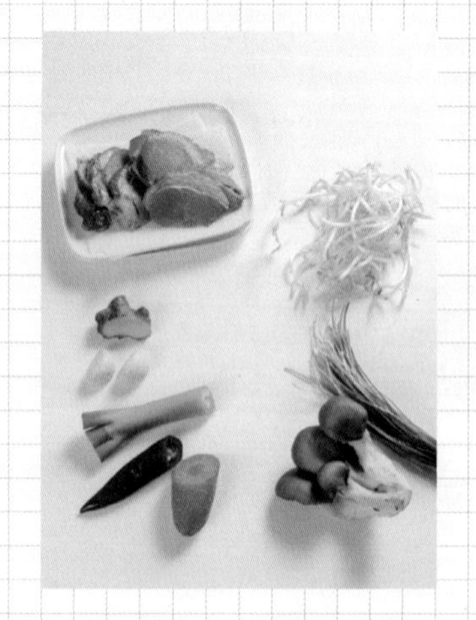

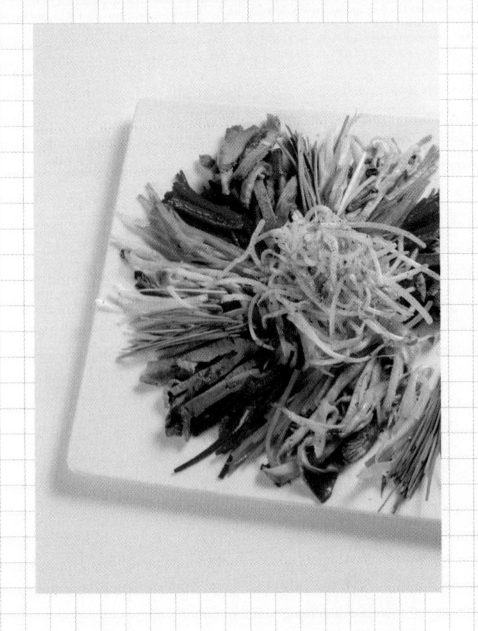

❷ 팬에 기름을 두르고 채썬 마늘과 생강을 향을 내며 볶다가 채썬 당근과 홍고추, 훈제오리를 순서대로 넣고 다시 살짝 볶는다.

❸ 여기에 숙주와 영양부추, 채썬 파를 넣고 고춧가루, 소금, 후추로 간을 한 후 10~20초간 더 볶다가 불 끈다.

❹ **레몬소스** 재료의 분량을 한데 다 넣어 섞고, 볶아놓은 잡채에 이 소스를 뿌려 버무리면 완성.

TIP 섞지 않고 사진처럼 재료별로 담아 세팅할 수도 있다.

훈제오리 오코노미야끼

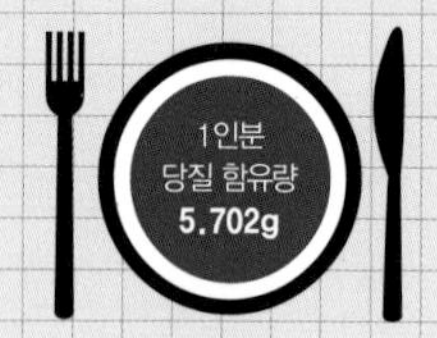

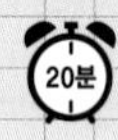

초간단

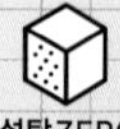
설탕ZERO

재료

2인분 분량

훈제오리 100g, **달걀** 2개, **양배추** 90g, **쪽파** 10g, **당근** 20g, **가쯔오부시** 3g, **소금** 7꼬집(약 $\frac{1}{5}$ts), **후추** 약간

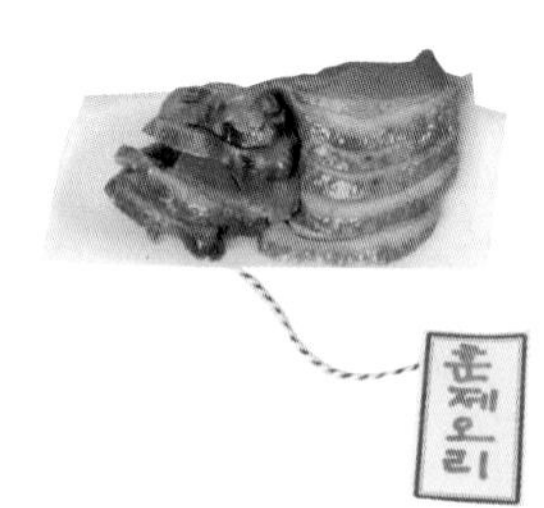

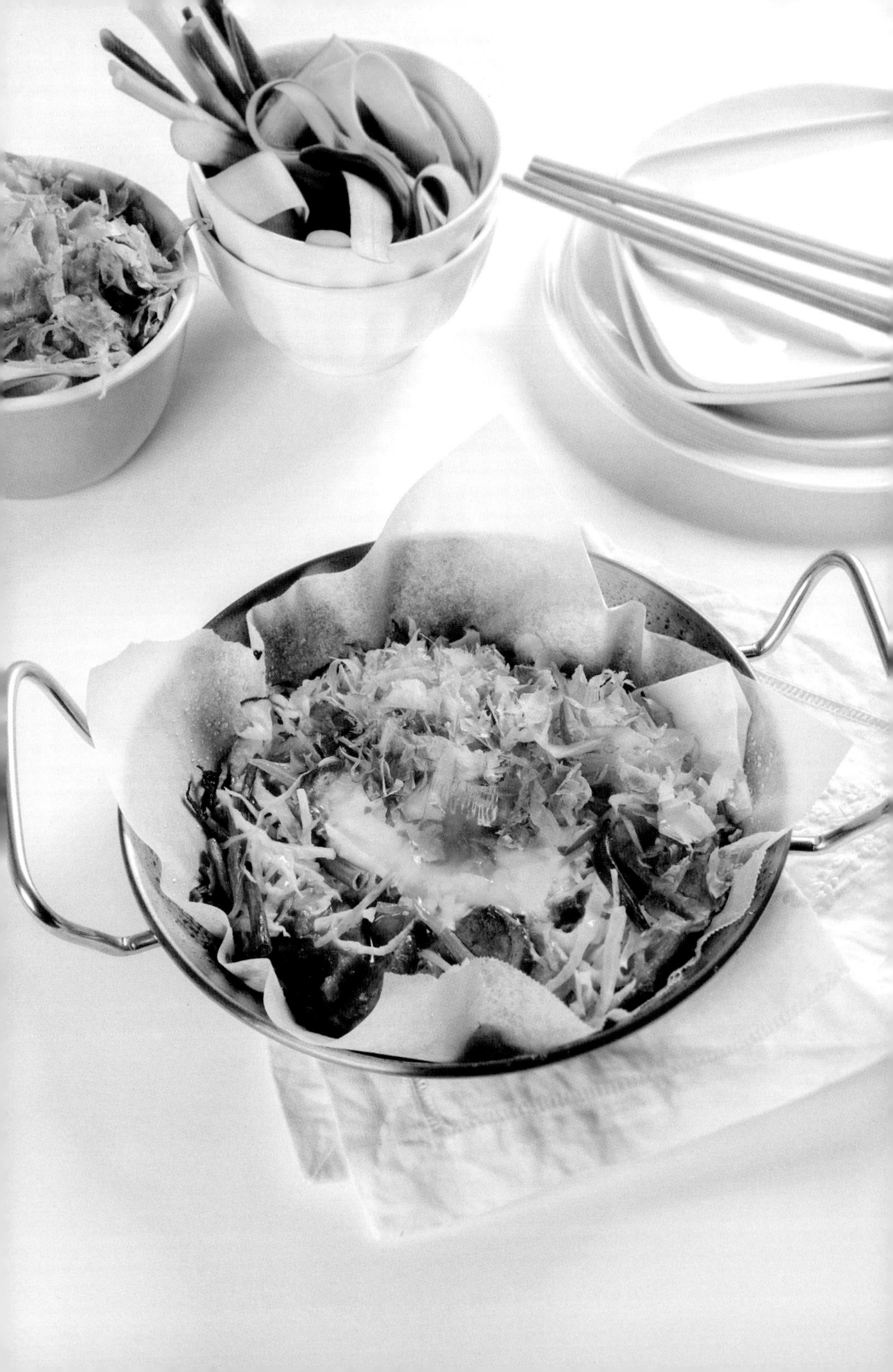

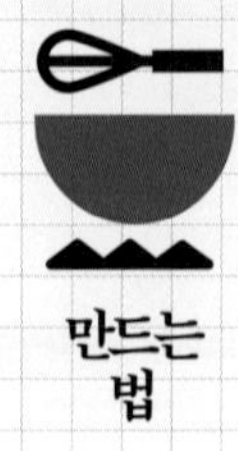

만드는 법

❶ 양배추와 당근은 최대한 가늘게 채썰고, 쪽파는 5cm 길이로 썰어서 준비한다.

❷ 훈제오리도 3cm 크기로 얇게 썰어서 준비한다.

❸ 팬에 기름을 두르고 썰어놓은 양배추와 당근, 쪽파, 훈제오리를 넣고 소금(6꼬집)과 후추를 약간 뿌리고 볶다가, 어느 정도 숨이 죽으면 불을 잠시 끈다. 그 다음 달걀 1개를 깨서 넣어 야채와 함께 버무려준다.

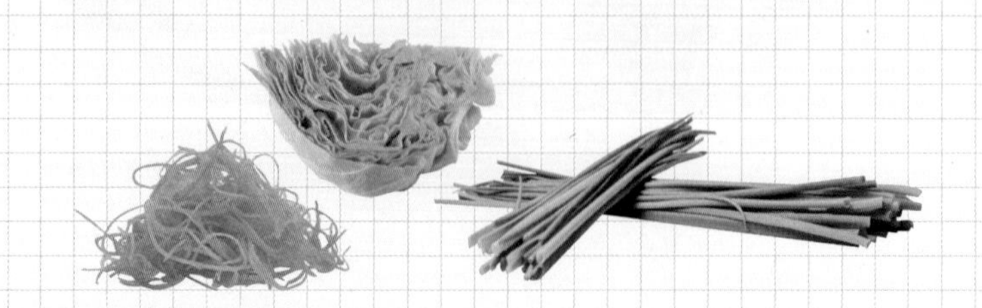

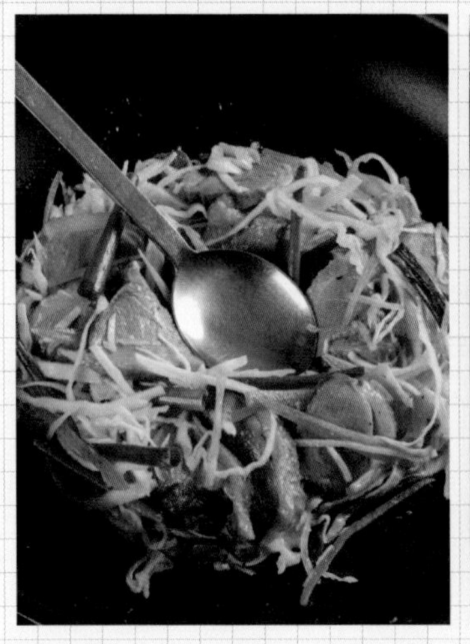

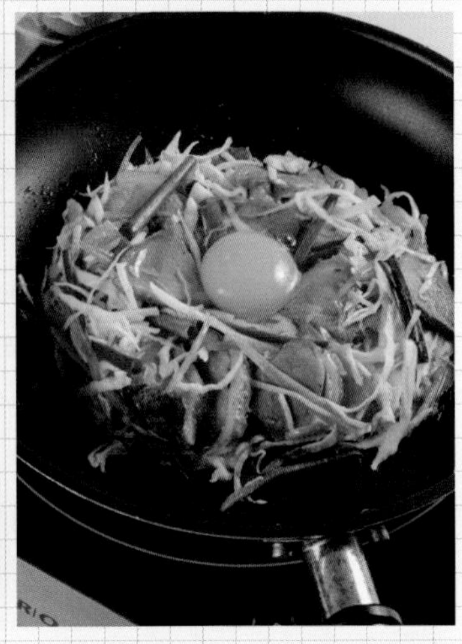

❹ ❸의 볶음을 한데로 모으고 중앙을 수저로 눌러서 약간 우묵하게 만들어준 후, 불을 다시 켜고 여기에 다시 달걀 1개를 깨 넣는다. 그 위에 소금(1꼬집)을 뿌려준 후 뚜껑을 닫고 중불에서 3~4분, 뚜껑 덮은 채로 불 끄고 1분을 그대로 둔다.

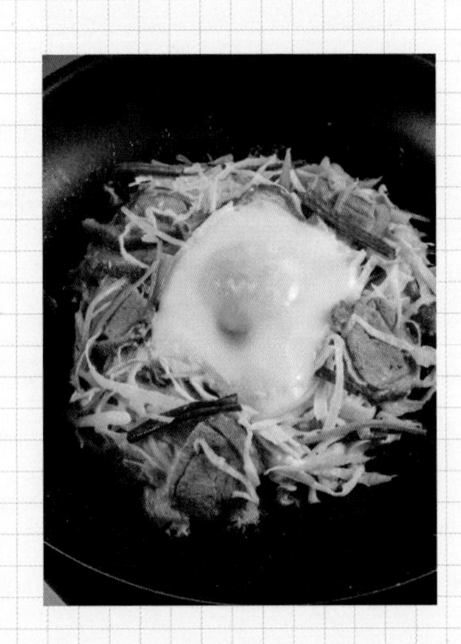

❺ 꺼내어 접시에 담고 가쯔오부시를 올리면 완성.

잠깐! 이렇게 하면 어때요

나이 들수록 단백질 섭취가 중요하다

단백질은 체내에서 아미노산으로 분해된 뒤에 흡수됩니다. 단백질의 영양은 그 속에 함유된 아미노산의 종류와 양에 의해서 결정된다고 할 수 있는데, 20종의 아미노산 중 우리 몸에서 합성할 수 없는 아미노산을 필수아미노산이라고 부릅니다. 그리고 이것은 음식을 통해서만 보충할 수 있습니다. 성인의 경우 아이소루신, 루신, 라이신, 페닐알라닌, 트레오닌, 트립토판, 메티오닌, 발린 등 8종이 있고, 아이들의 경우 히스티딘과 아르기닌을 추가하여 10종이 필수아미노산이 됩니다. 필수아미노산이 모두 함유된 식품은 없다고 알려져 있는데, 콩, 달걀, 우유, 두부가 가장 많은 필수아미노산을 포함하고 있다고 합니다.

한편 체내에서 합성할 수 없는 지방산을 필수지방산이라고 부르는데, 지방은 호르몬을 만들어내기 때문에 몸에 윤기와 탄력을 유지하려면 꼭 섭취해야 하는 성분이 됩니다. 구체적으로는 오메가3 지방산, 오메가6 지방산을 말합니다. 고등어, 연어, 문어, 달걀, 조개류에 많이 들어 있는데, 단백질을 골고루 섭취하기 위해 노력하다 보면 필수지방 섭취는 어느 정도 같이 해결되는 부분이 있습니다. 그래서 '당을 끊는 식사법'에서 꼭 기억해야 할 점을 한 가지만 꼽는다면 이것입니다.

"단백질 식품을 먼저, 골고루 먹어라!"

예를 들어 짬뽕을 먹는다고 생각해 보자고요. 가장 중요한 건 단백질 섭취니까 먼저 먹어야 할 건 해물들입니다. 그 다음은 비타민과 미네랄 섭취를 위해 야채를 드세요. 그리고 나서도 배가 차지 않는다면 면을 조금만 맛보시고 식사를 멈추세요. 우리 몸을 위해 아깝다고 생각하지 않으셔도 됩니다. 흔히 "디저트 배는 따로 있어"라고 하는데요. 배가 부른데도 불구하고 다 먹을 수 있는 것은 탄수화물(당)의 중독성 때문입니다.

그리고 '단백질 = 고기'라고만 떠올려서 소고기, 돼지고기만 집중해서 드시는 걸 피하세요. 오늘 소고기를 먹었다면 내일은 닭고기(가금류), 그 다음날은 해산물을 드셔보세요. 똑같은 해산물이어도 오늘 생선을 드셨다면, 내일은 연체류, 다음날은 갑각류, 그 다음날은 조개류를 드시길 권합니다.

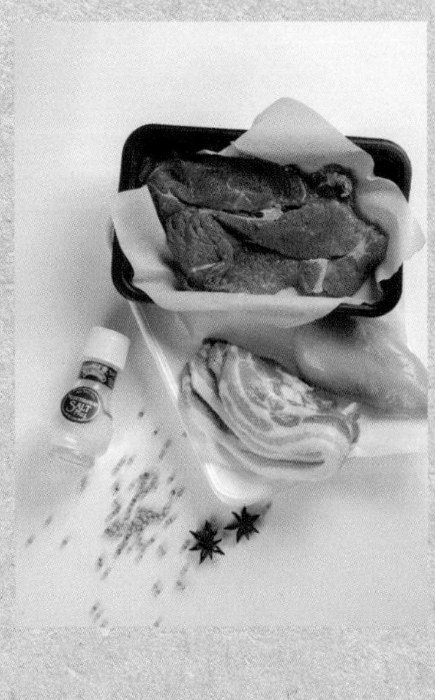

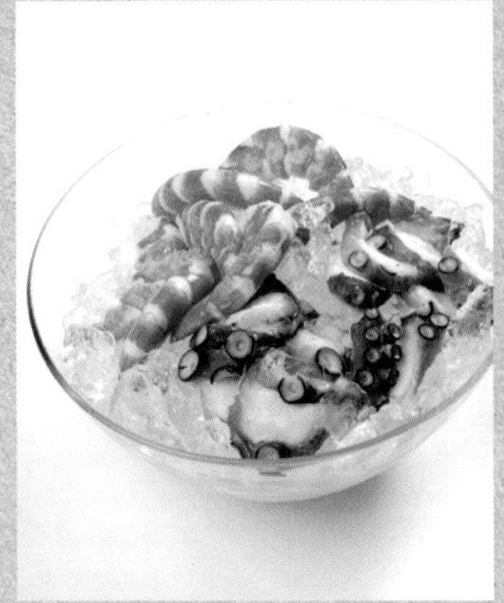

Chapter 5

가볍게 먹는 달걀, 두부 요리

당 끊기의 목적은 활력 있고 건강한 일상생활을 지속하는 것입니다.
3일간의 당 끊기를 먼저 해보라는 것은 '당 떨어진다'며
그간 얼마나 단것을 많이 먹고 있었는지,
그것이 컨디션에 얼마나 영향을 많이 주고 있었는지
몸으로 이해하기 위해서입니다.
머리로만 이론적으로 이해하는 것으로는 제대로 알 수 없습니다.
실천으로 이어지지 않거나 실패하기 쉽습니다.

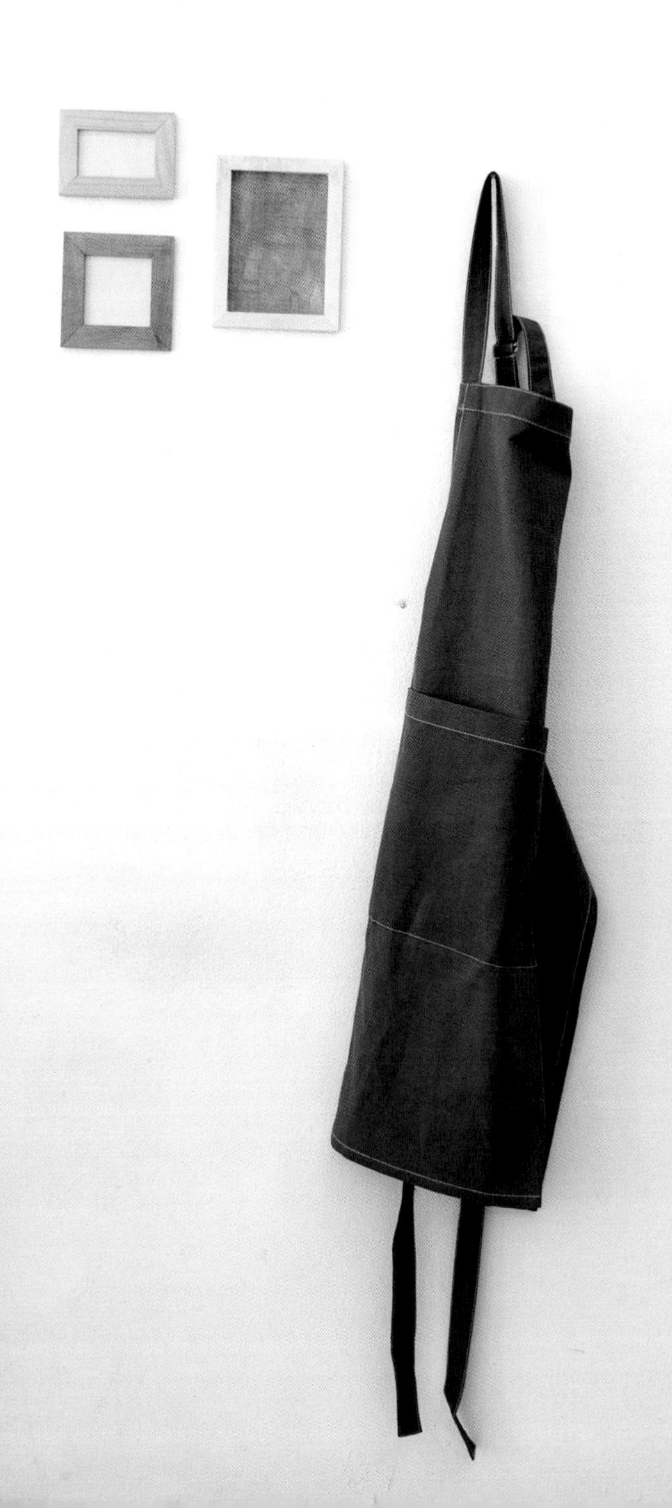

메추리알 샌드위치

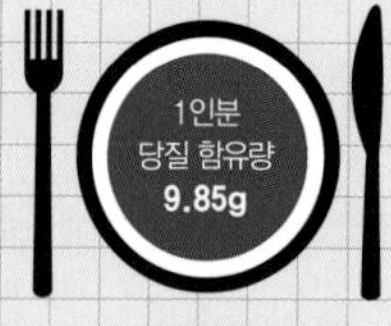

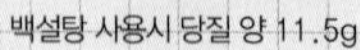

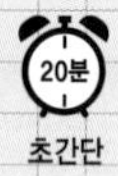

초간단

재료

2인분 분량

밀기울아몬드빵 또는 아몬드당근빵 110g, **메추리알** 10개, **그린빈** 2줄기(10g), **수제 크림치즈** 50g, **천연감미료** 1ts, **소금** 3꼬집, **올리브오일** 약간

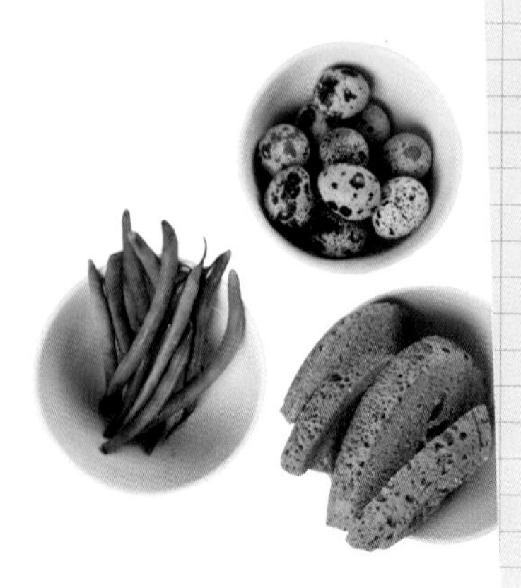

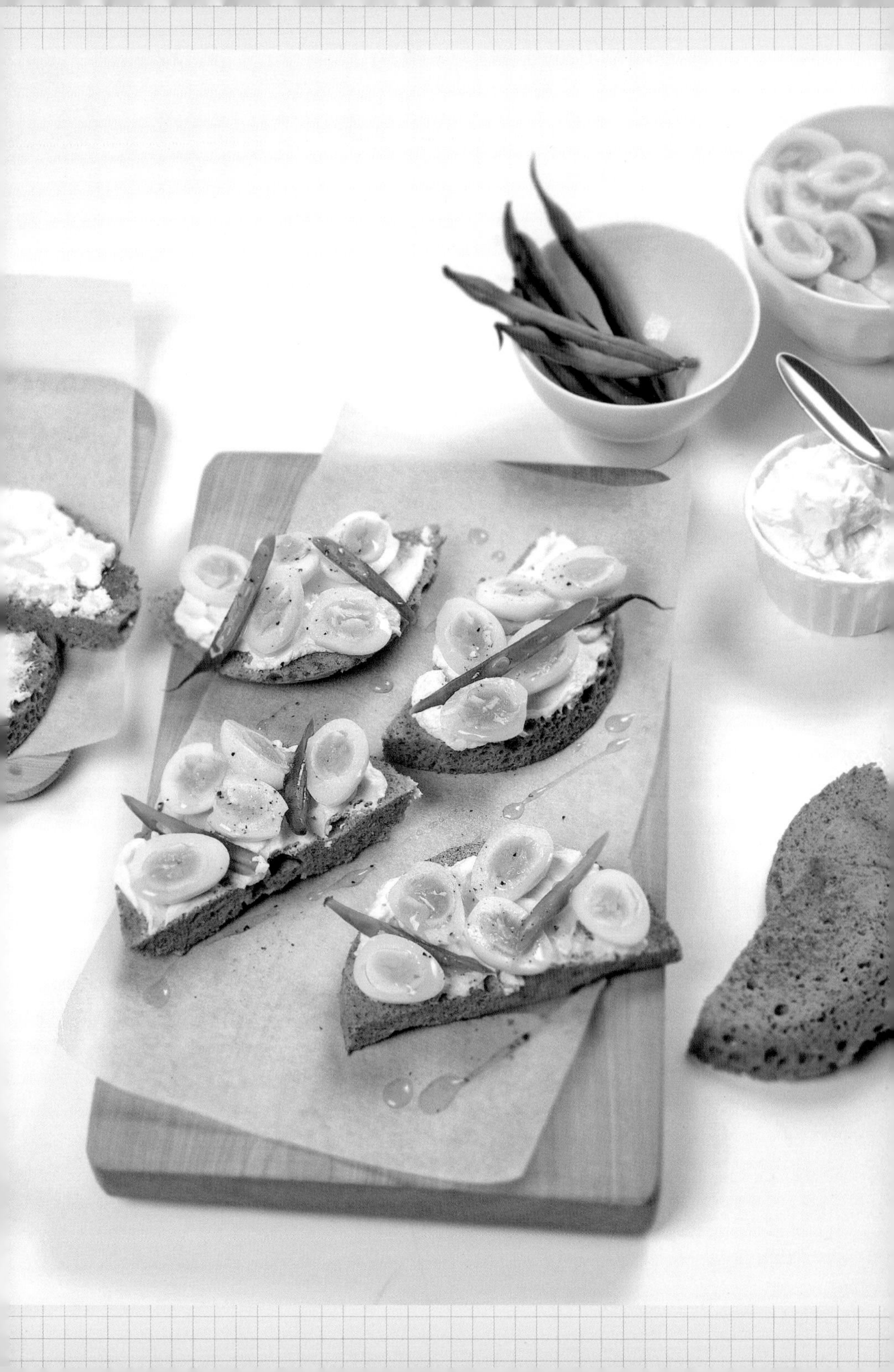

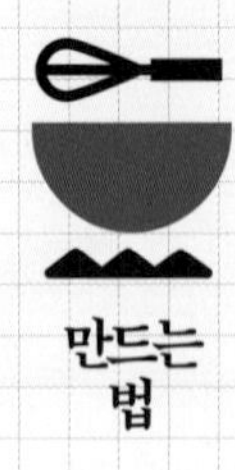

만드는 법

❶ 밀기울아몬드빵 또는 아몬드당근빵(1장 참조)을 먹기 좋게 샌드위치 크기로 4쪽을 잘라 준비한다.

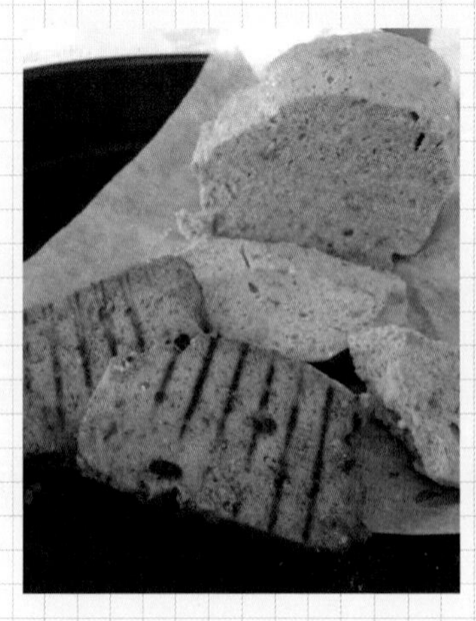

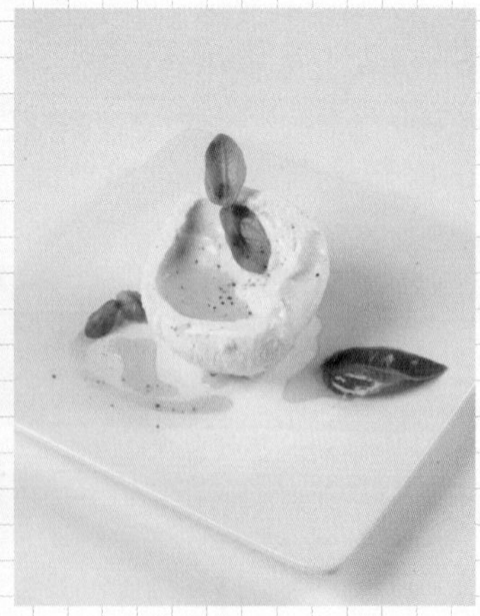

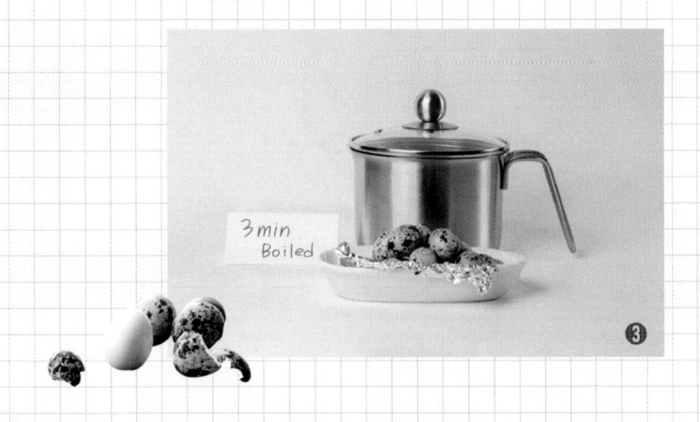

❷ 수제 크림치즈(1장 참조)에 분량의 천연감미료, 소금 3꼬집을 넣어 섞어 놓는다.

❸ 메추리알은 소금과 식초를 약간 넣은 끓는 물에 2분 30초~3분간 삶아 건져 찬물에 식힌 후 껍질을 까 놓는다.

❹ 그린빈은 먹기 좋게 잘라 소금을 약간 넣은 끓는 물에 1분간 데치고 건져 찬물에 식힌다. 기름을 두른 팬에 그린빈과 소금 1꼬집을 함께 넣고 1분간 볶아서 준비한다.

❺ 잘라놓은 밀기울아몬드빵 또는 아몬드당근빵에 맛을 낸 수제 크림치즈를 넉넉히 바르고, 삶아서 반으로 자른 메추리알과 볶은 그린빈을 함께 올린 후, 후추와 올리브오일을 약간 뿌리면 완성.

수제 두부버거

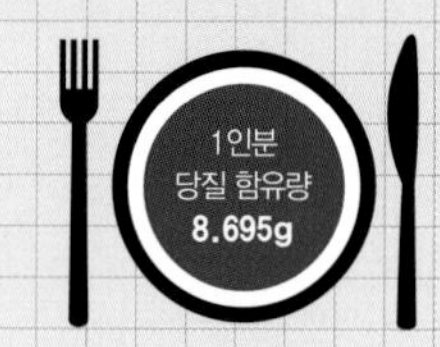

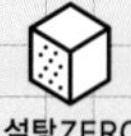
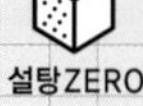

재료

2인분 분량

두부 1모(300g), **달걀** 3개, **깻잎** 2장(3g), **참치** $\frac{1}{2}$캔(75g), **양배추** 40g, **양파** 20g, **김치** 50g, **슬라이스 체다치즈** 3장, **소금** 4~5꼬집, **물** 30ml, **후추** 약간

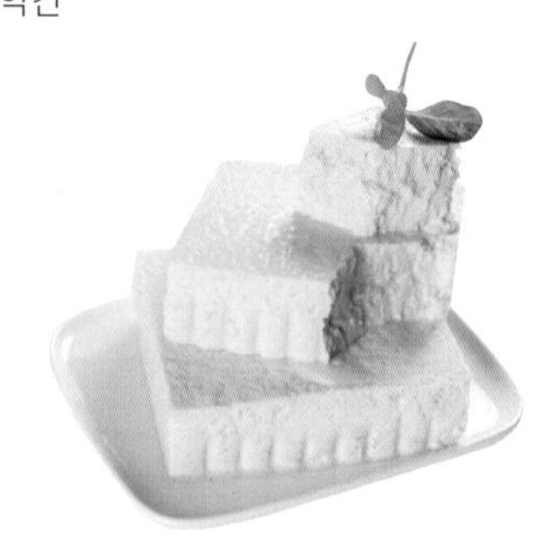

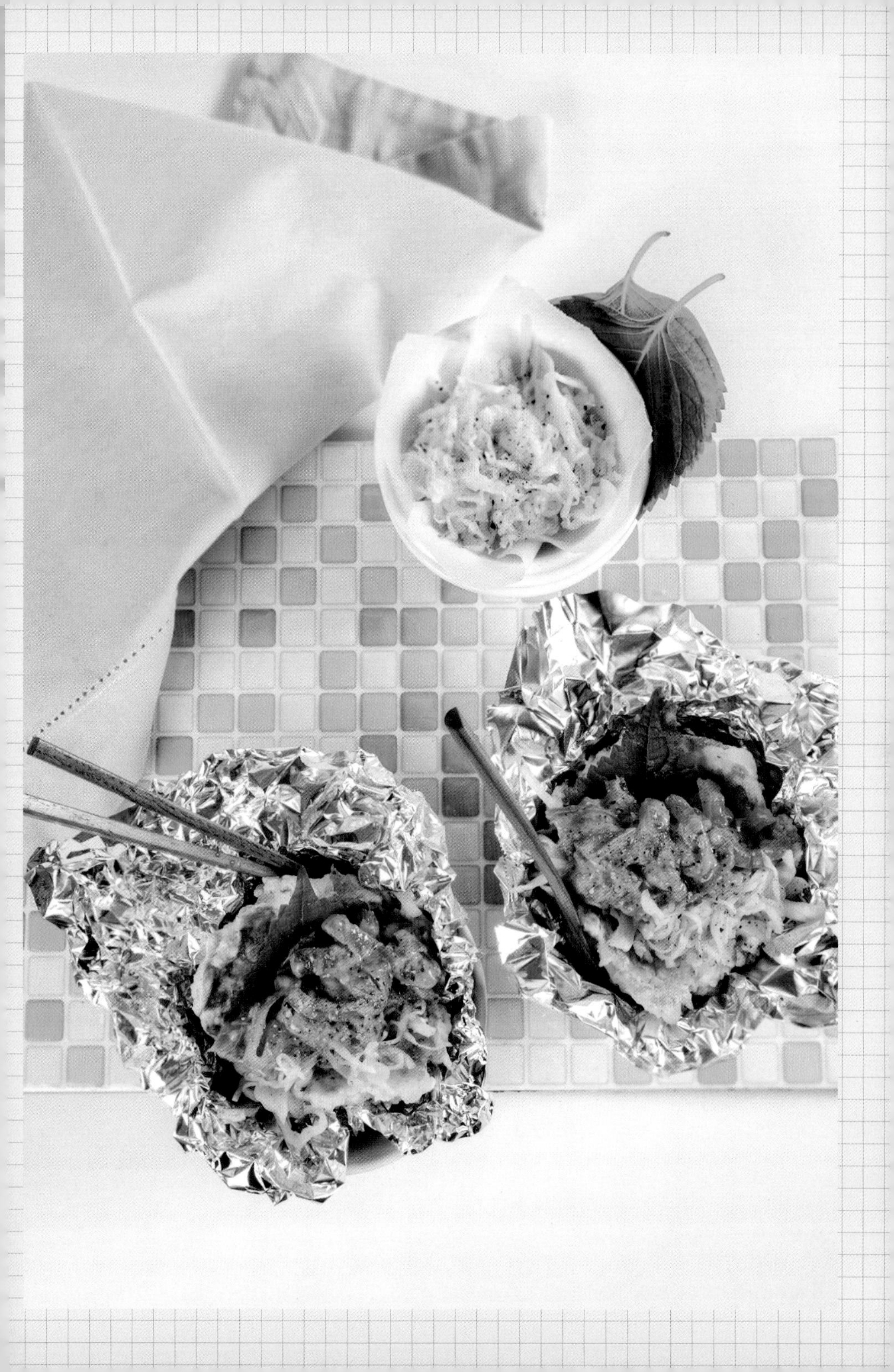

만드는 법

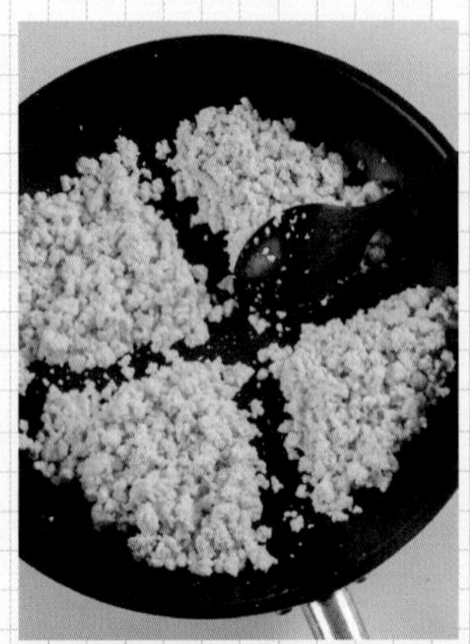

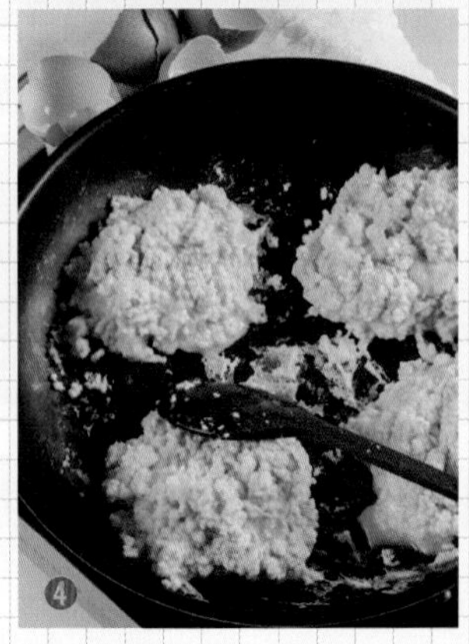

❶ 양배추는 가늘게 채썰어 소금에 살짝 절여 둔다.

❷ 두부밥을 짓는다(1장 참조).

❸ ❷에서 두부밥을 짓고 남은 달걀 노른자와 달걀 2개를 더해 살짝 풀고, 약간의 소금 간(4~5꼬집)을 해둔다.

❹ 두부밥을 팬에서 4등분으로 나누고, 풀어놓은 달갈을 4등분으로 각각 나누어 붓는다. 팬에 불을 올린 후 동그랗고 소복하게 4등분을 각각 익히다가 어느 정도 뭉쳐지면, 뚜껑이나 호일을 덮고 약불로 2~3분 익히고

불을 끈 후 2~3분 그대로 둔다.

❺ 김치는 송송 썰고, 양파는 가늘게 채썬다. 팬에 기름을 약간 두르고 양파를 볶다가 썰어놓은 김치와 참치를 함께 넣고, 양파가 투명해질 때까지 물 30ml를 조금씩 넣어가며 계속 볶는다.

❻ ❺에 슬라이스치즈 3장을 잘라 넣고 소금 간을 약간 한 후 불을 끈다. 남은 예열로 치즈와 볶은 양파김치가 섞여 걸쭉한 토핑 소스가 되도록 만든다.

❼ 밥 그릇 위에 쿠킹호일을 올려 담고, ❹의 두부밥 뭉쳐 부친 것을 두 장씩 겹쳐 넣은 후 깻잎 1장과 ❶의 절여놓은 양배추를 물기를 꼭 짜서 넣고, ❻의 토핑소스를 올리면 완성.

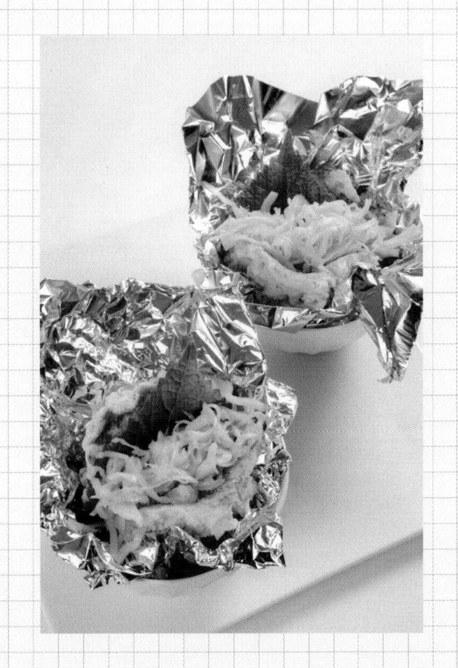

TIP 기호에 따라 5번 과정에서 단맛을 더하기 위해 천연감미료 $\frac{1}{2}$ts를 더할 수 있다.

가지 두부 덮밥

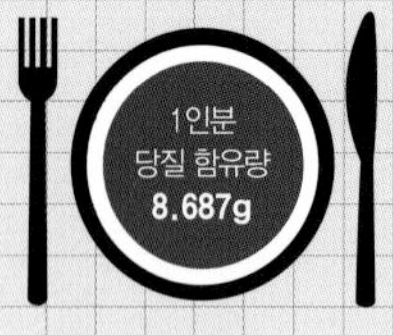

백설탕 사용시 당질 양 18.1g

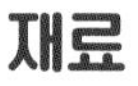

재료

2인분 분량

가지 1개(125g), **홍파프리카** 60g, **마늘** 1톨, **생강** 조금, **영양부추** 5g, **수제 굴소스** $1\frac{1}{2}$Ts, **천연감미료** 1Ts, **참기름** 약간, **깨** 약간, **식용유** 약간

> **두부밥** **두부** 340g, **달걀 흰자** 1개, **소금** 약간(2~3꼬집)

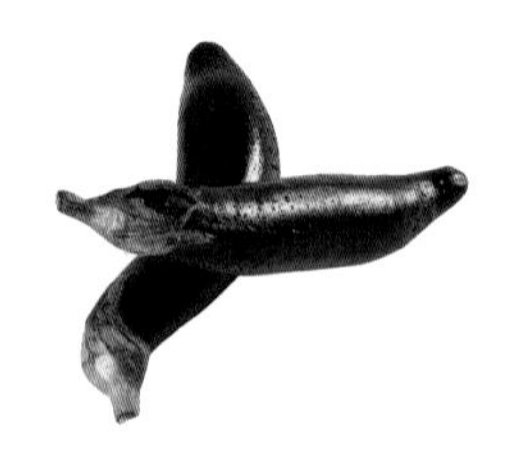

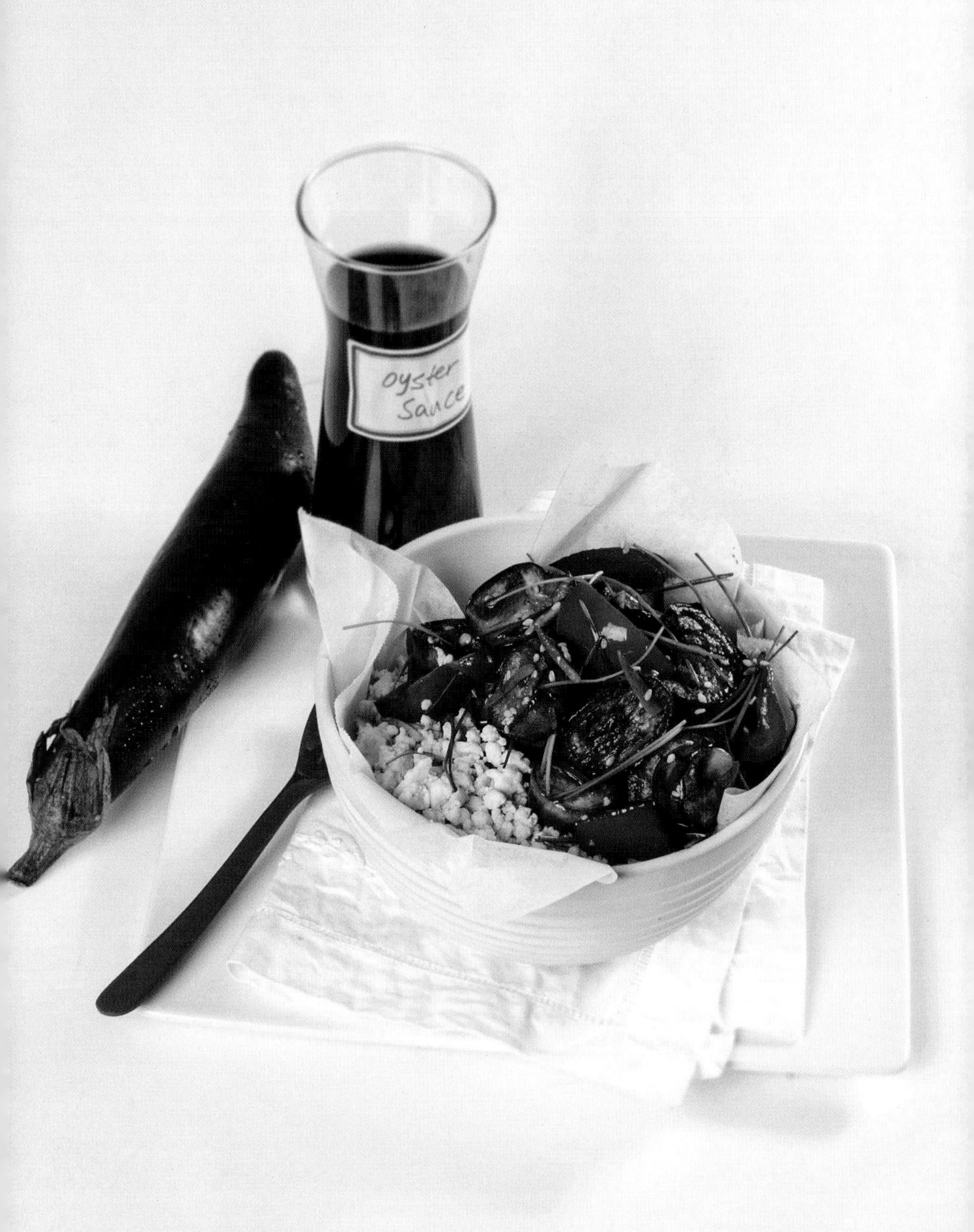
oyster
Sauce

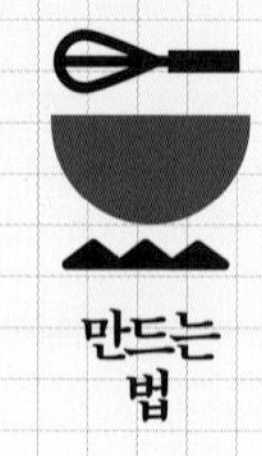

만드는 법

❶ 수제 굴소스를 준비하고(1장 참조), 두부밥을 짓는다(1장 참조).

❷ 홍파프리카는 큼직하게 썰고, 영양부추는 3cm 길이로 썰어 둔다.

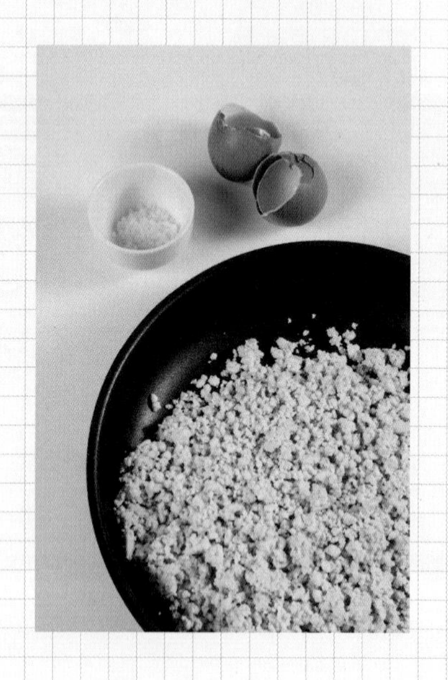

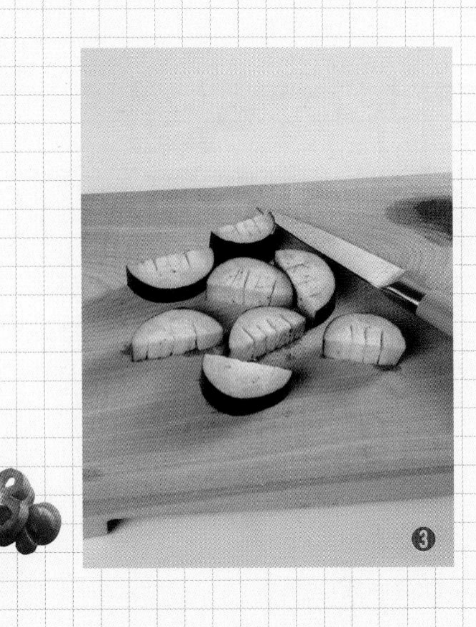

❸ 가지는 두께 1cm로 써는데 단면이 큰 것은 반을 잘라 사이드로 칼집을 낸다. 기름 없는 팬에 가지를 앞뒤로 노릇하게 굽는다.

❹ 마늘과 생강은 채 썰어 기름을 충분히 두른 팬에 향을 내며 볶다가, 수제 굴소스 $1\frac{1}{2}$Ts와 천연감미료 1Ts를 넣어 바르르 끓인다(수제 굴소스가 없을 때는 일반 간장을 쓰고 약간의 천연감미료를 더한다).

❺ 여기에 썰어놓은 홍파프리카를 먼저 살짝 볶다가, 구운 가지, 영양부추를 순서대로 넣어 다시 한 번 버무리듯 재빠르게 볶다가 마지막에 참기름과 깨를 넣고 불을 끈다.

❻ 그릇에 두부밥을 깔고 그 위에 가지볶음을 올리면 완성.

떡볶이 국물 김말이 튀김

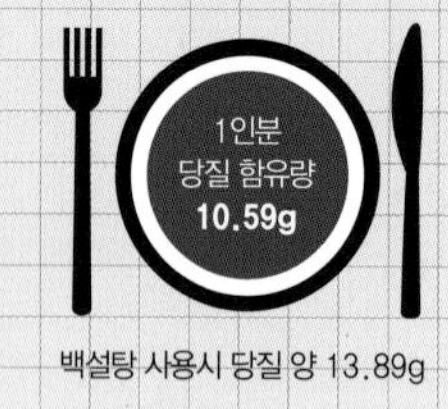

백설탕 사용시 당질 양 13.89g

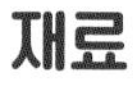

재료

2인분 분량

실곤약 200g, **김** 4장(김밥용), **계란** 3개, **당근** 20g, **쪽파** 2g, **소금** $\frac{1}{2}$ts

> **떡볶이 국물** **볶은 밀기울가루** 1ts, **고추장** 2Ts(28g), **다진 마늘** 1톨, **천연감미료** $\frac{2}{3}$Ts, **후추** 약간, **다시마** 5×7cm 1장(4g), **물** 1$\frac{1}{2}$컵

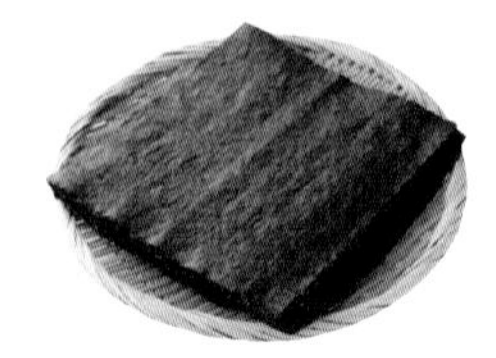

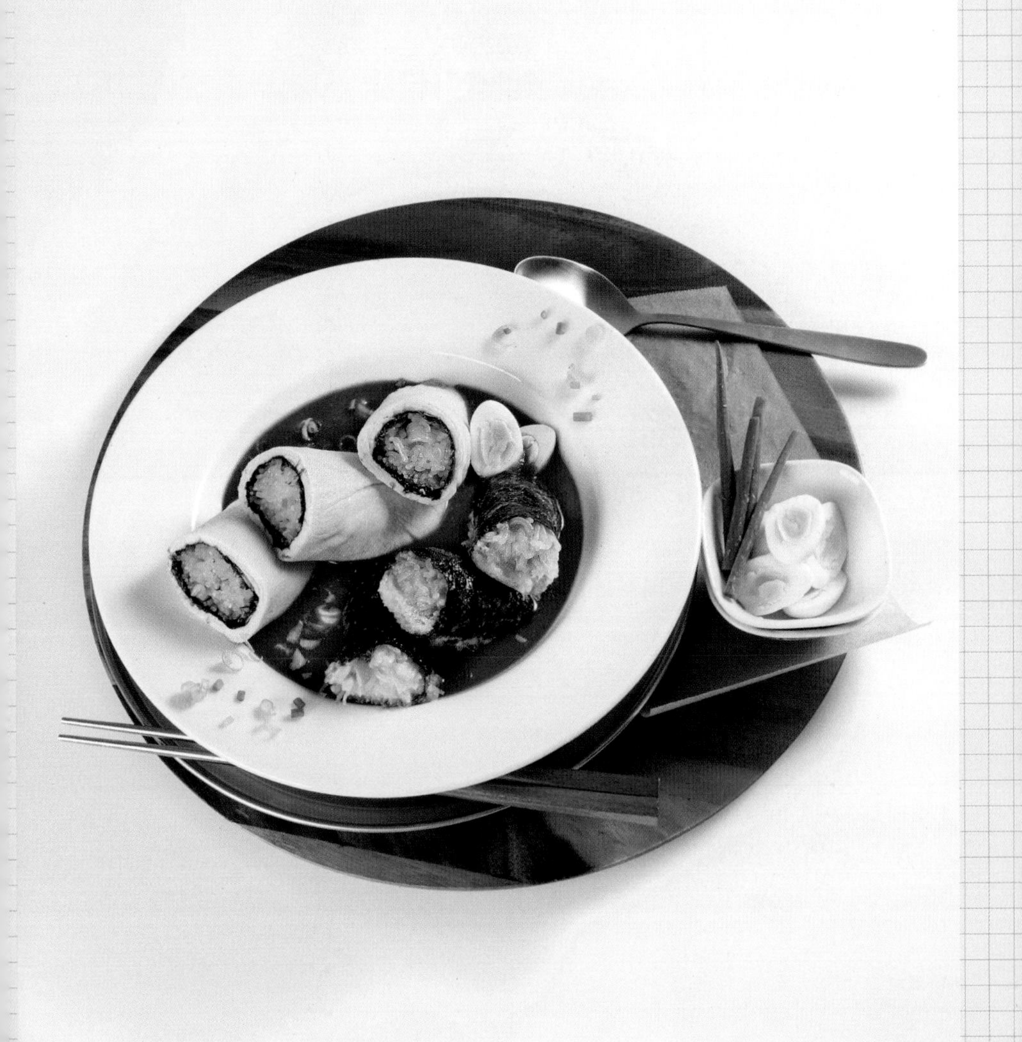

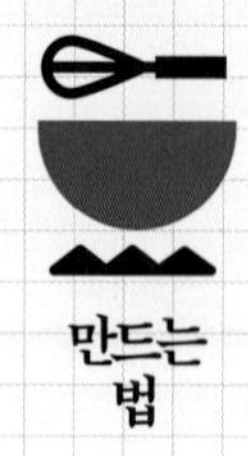

만드는 법

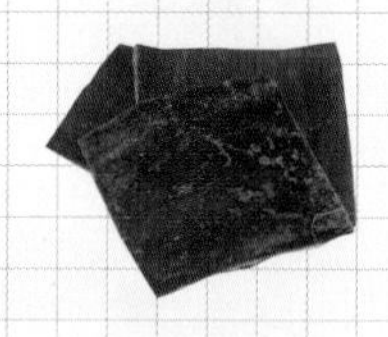

❶ 물 $1\frac{1}{2}$컵에 다시마 1장을 넣고 실온에서 그대로 우려 놓는다.

❷ 실곤약은 식초를 약간 넣은 끓는 물에 데쳐서 찬물에 헹구어 준비한다.

❸ 당근은 가늘게 채썰고 쪽파는 송송 썰고, 마늘 1톨은 다진다. 계란 3개는 풀어서 약간의 소금, 후추 간을 해놓는다.

❹ 기름 없는 팬에 실곤약과 채썰어둔 당근, 소금 $\frac{1}{2}$ts를 넣고 당근이 익을 때까지 수분을 날리며 볶아서 식혀 둔다.

❺ ❹의 실곤약을 4등분하여 김 1장에 한 덩어리씩 넣어 김밥 말듯 돌돌 말아서 준비한다.

❻ **계란김말이 2줄** 팬에 기름을 약간 두른 후 키친타올로 기름을 닦아낸 후 불을 약하게 해서 ❸의 풀어놓은 계란물의 $\frac{1}{4}$을 붓는다. 윗면이 익기 전에 말아놓은 김말이 한 줄을 올리고 돌돌 말아준다. 팬에 계란김말이를 그대로 놓은 상태에서 다시 계란물을 아까보다 조금 적은 양으로 부어 지단옷을 다시 한 번 입힌다. 동일한 방법으로 한 줄을 더 만드는데, 계란물을 3Ts가량 남겨둔다.

❼ 나머지 김말이 2줄은 3등분으로 자르고 남아 있는 3Ts의 계란물을 묻혀 기름을 넉넉히 두른 팬에 굴려가며 골고루 튀겨낸다.

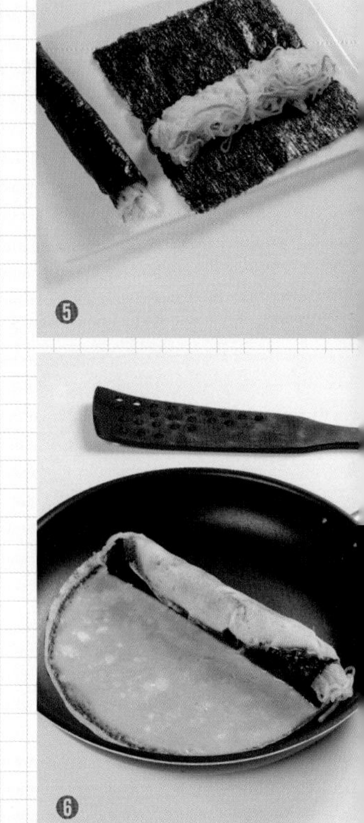

❺

❻

❽ **떡볶이 국물** ❶의 다시마 물을 5분 정도 끓이다가 다시마를 건져내고, 고추장과 다진 마늘, 천연감미료, 후추 약간을 넣고 끓이다, 볶은 밀기울가루를 넣고 좀 더 졸여서 국물이 반 정도가 되면 불을 끈다.

❾ 그릇에 두 가지 김말이를 먹기 좋은 크기로 잘라 담고, 국물을 부어 송송 썬 쪽파를 올리면 완성.

뱅어포 과자 & 달걀샐러드

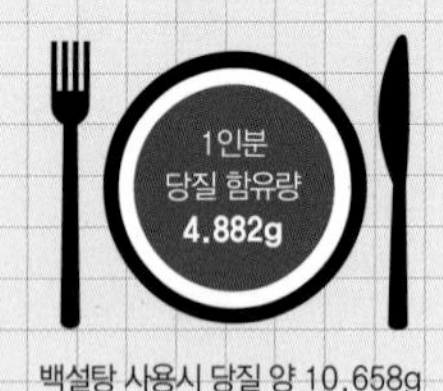

백설탕 사용시 당질 양 10.658g

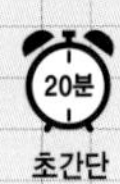

초간단

재료

2인분 분량

아스파라거스 1개(15g), **양파** 20g, **진미채** 20g,
볶은 땅콩 10g, **달걀** 3개, **수제 두부마요네즈** 4Ts(52g)

> **뱅어포 과자** **뱅어포** 2장(40g), **천연감미료** 2ts,
> **소금** 약간(2꼬집)

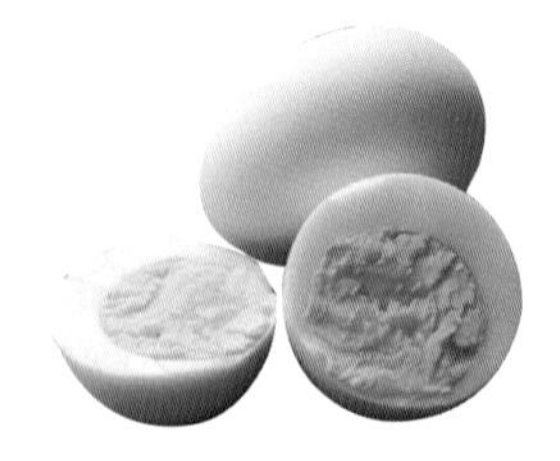

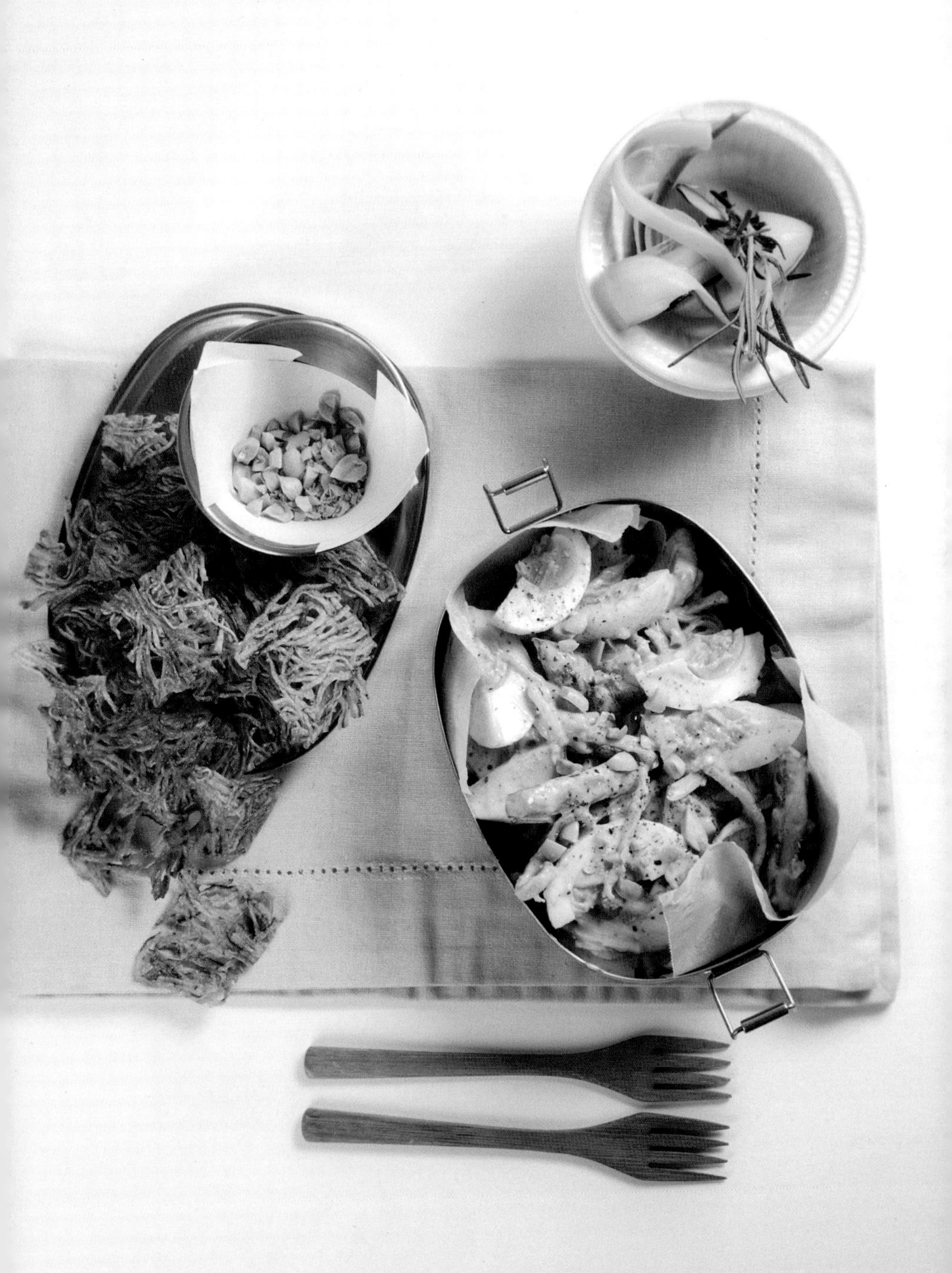

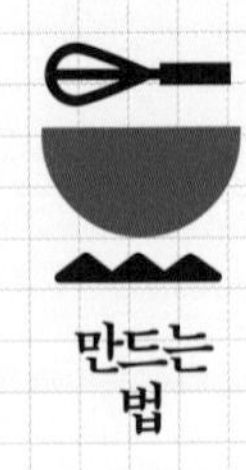

만드는
법

❶ 아스파라거스는 밑둥을 자르고 필러로 겉껍질을 약간만 벗겨서 4등분으로 썬다. 끓는 소금물에 1분간 데친 후 찬물에 헹구어 준비한다.

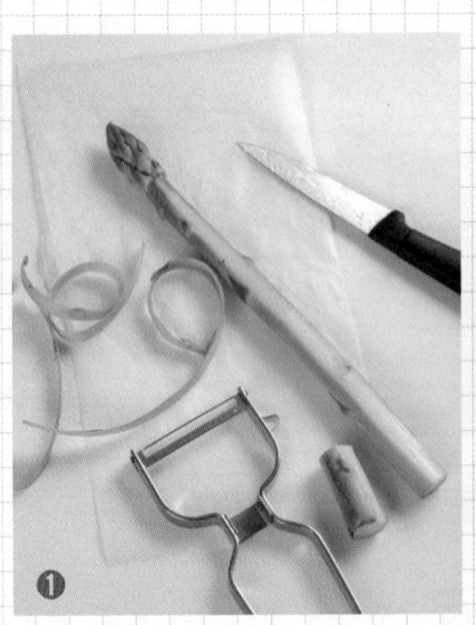

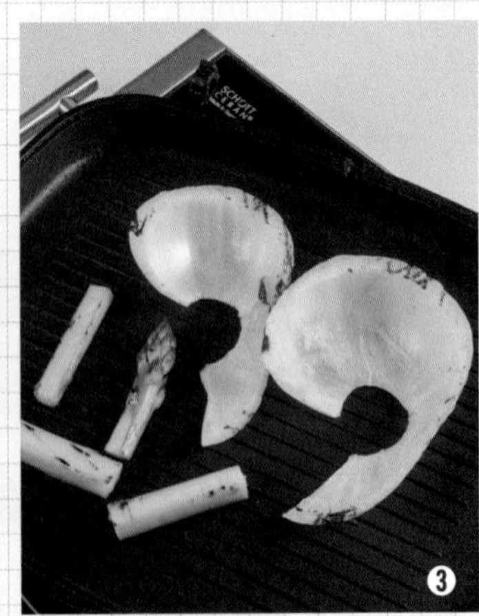

❷ 달걀은 끓는 물에 10분 삶아 찬물에 넣어 껍질을 까고 4등분으로 썰어둔다.

❸ 데친 아스파라거스와 양파를 기름 없는 팬에 놓고 2~3분간 굽고, 양파는 2~3cm 크기로 썰어 놓는다.

❹ 진미채는 가위로 2~3cm 크기로 잘라놓고, 땅콩은 굵게 다진다.

❺ 잘라놓은 진미채는 수제 두부마요네즈(1장 참조) 1Ts를 넣고 버무려 잠시 놔둔다(이미 진미채가 부드럽다면 이 과정은 생략해도 좋다).

❻ **뱅어포과자** 뱅어포는 4×4cm로 자르고, 기름을 넉넉히 둘러 달궈진 팬에 2~3초 바삭하게 튀긴다. 볼에 천연감미료 2ts, 소금 약간(2꼬집)을 넣어 섞고, 여기에 튀긴 뱅어포를 넣고 부서지지 않게 버무린다.

❽ 볼에 구워 놓은 아스파라거스와 양파, 썰어둔 달걀, 땅콩, 미리 무쳐둔 진미채를 모두 넣고 수제 두부마요네즈 남은 분량을 넣어 달걀이 너무 흩어지지 않게 가만히 버무려 담고, 튀겨놓은 뱅어포과자를 곁들이면 완성.

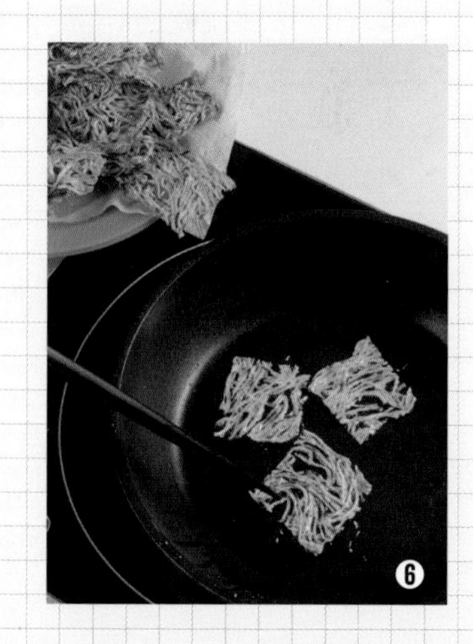
❻

명란 두부 치즈구이

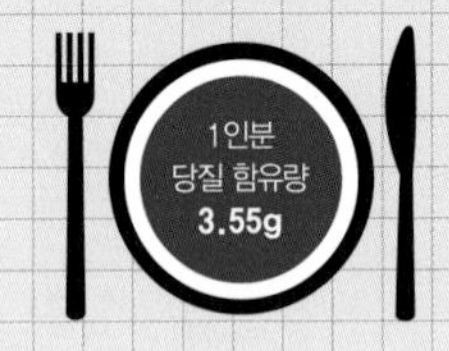

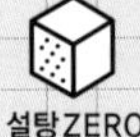

설탕ZERO

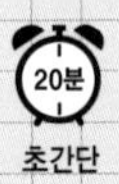

초간단

재료

2인분 분량

두부 1모(300g), **명란젓** 40g, **슬라이스 체다치즈** 1장(20g), **모짜렐라피자치즈** 50g, **쪽파** 5g, **구운 김** $\frac{1}{2}$장, **깨** $\frac{1}{2}$ts

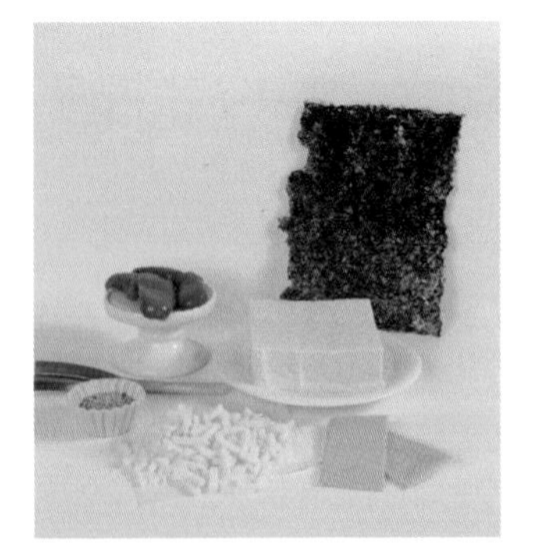

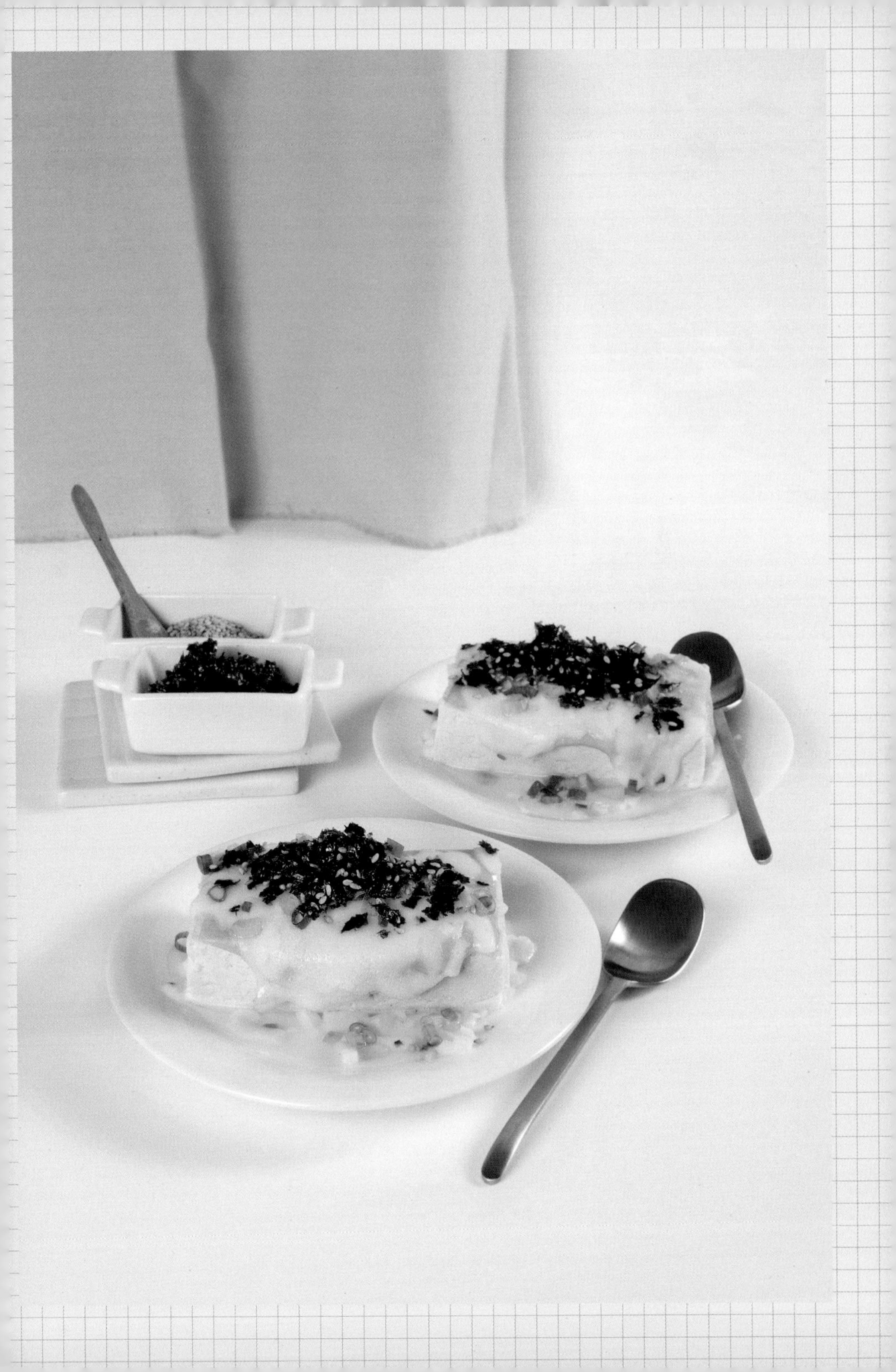

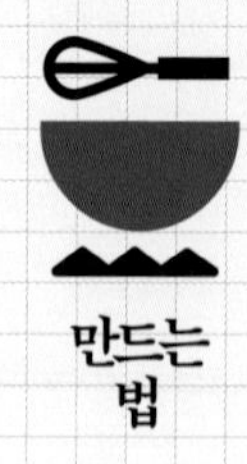

만드는 법

❶ 두부는 반을 잘라 윗부분을 정중앙 1cm 폭으로 길게 칼집을 내서 칼이나 티스푼을 이용해서 홈을 파 놓는다(같은 모양 2개).

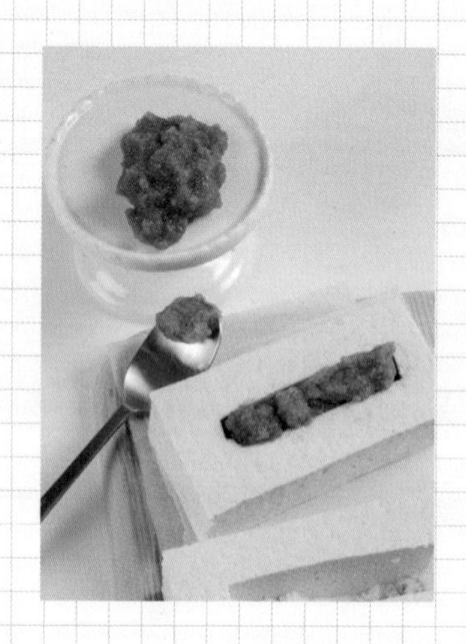

❷ 명란젓은 겉껍질에 묻은 양념을 물에 한번 헹구어낸 후, 1cm 폭으로 홈을 판 두부 속에 껍질을 잡고 쭉 짜서 명란젓 알을 넣어 채운다.

❸ 슬라이스 치즈는 반으로 잘라, 반 장씩 두부 윗부분에 올리고 모짜렐라피자치즈도 반 나누어 올린다. 그 위에 송송 썬 쪽파를 올리고 전자레인지에 2분 돌린다(이때, 꼭 물이 든 물컵과 함께 돌린다! 전자레인지 사양에 따라 시간은 조금씩 달라질 수 있다).

❹ 구운 김을 손으로 곱게 부숴 분량의 깨를 함께 섞고, 전자레인지에서 익혀 나온 두부 위에 솔솔 뿌리면 완성.

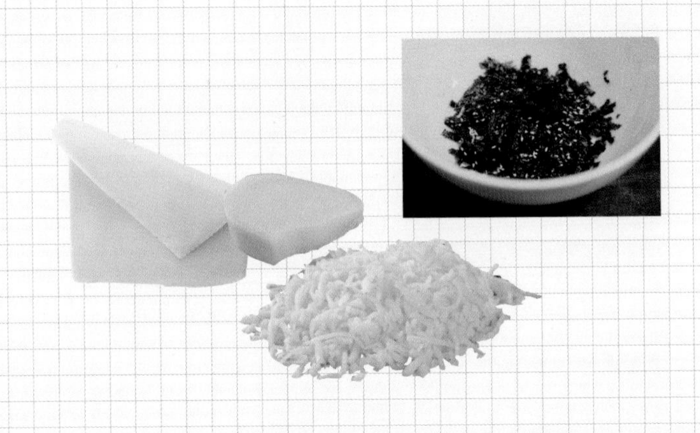

당을 끊는 레시피

2019년 5월 24일 초판 1쇄 인쇄
2019년 5월 31일 초판 1쇄 펴냄

지은이 허지혜
펴낸곳 솔트앤씨드
펴낸이 최소영
디자인 이인희
사 진 로얄웍스 김현제
등록일 2014년 4월 7일 등록번호 제2014-000115호
전 화 070-8119-1192
팩 스 02-374-1191
이메일 saltnseed@naver.com
커뮤니티 http://cafe.naver.com/saltnseed
블로그 http://blog.naver.com/saltnseed
홈페이지 http://saltnseed.modoo.at
인스타그램 www.instagram.com/saltnseed
ISBN 979-11-88947-03-4 03510

• 이 도서의 국립중앙도서관 출판예정도서목록(CIP)은 서지정보유통지원시스템 홈페이지(http://seoji.nl.go.kr)와 국가자료공동목록시스템(http://www.kolis-net.nl.go.kr)에서 이용하실 수 있습니다.(CIP제어번호: CIP2019019025)

몸과 마음의 조화 솔트앤씨드

솔트는 정제된 정보를, 씨드는 곧 다가올 미래를 상징합니다.
솔트앤씨드는 독자와 함께 항상 깨어서 세상을 바라보겠습니다

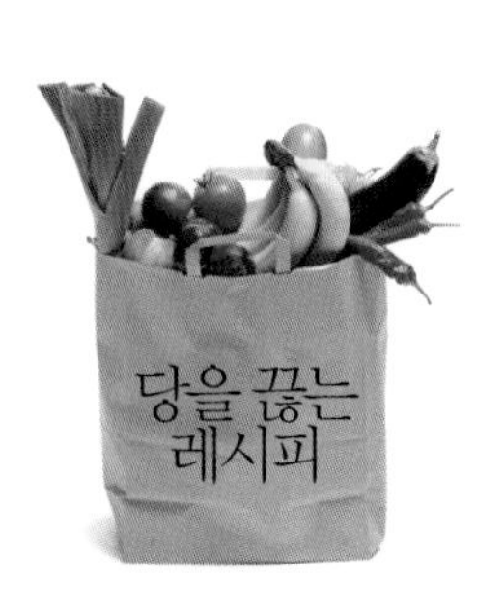
당을 끊는
레시피

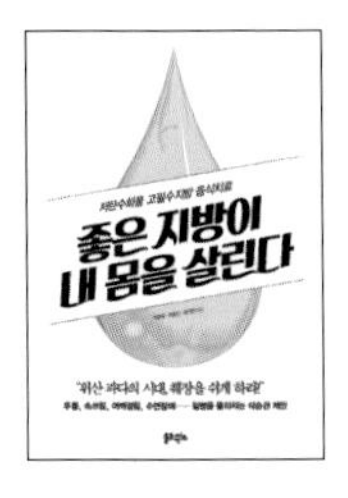

"위산 과다의 시대, 췌장을 쉬게 하라!"

저탄수화물 고필수지방 음식치료

이권세 | 조창인 | 채기원 지음

"저혈당과 고혈압이 정상치로 돌아왔어요."

_ 솔트앤씨드 카페 독자 은2맘 님

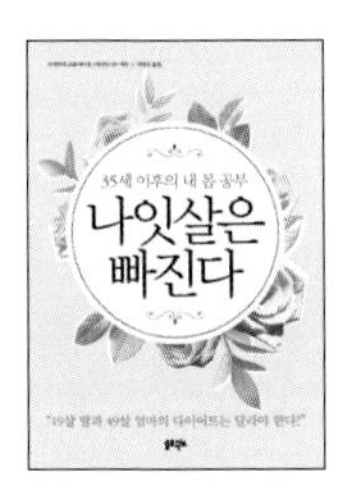

"19살 딸과 엄마의 다이어트는 달라야 한다!"

에이징 스페셜리스트가 말하는

여성 호르몬과 다이어트에 관한 거의 모든 것

아사쿠라 쇼코 지음 | 이예숙 옮김

"체온관리, 영양관리, 체간운동, 3가지 원칙 덕분에
40대에 복근이 생겼어요."

_ 옮긴이 이예숙(일본어 강사)

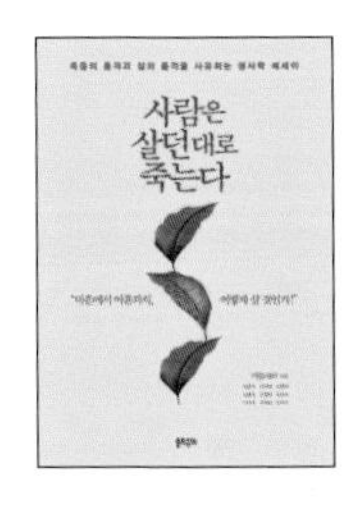

"마흔에서 아흔까지 어떻게 살 것인가!"

죽음을 바라보며 삶을 회복하는 웰다잉 에세이

마음애터 지음

"죽음과 상실에 대한 다양한 통찰을 담백하게 담아낸 따뜻한 글이다!"

_ 노유자 수녀(전 가톨릭대 교수, 한국호스피스완화간호사회 자문위원)

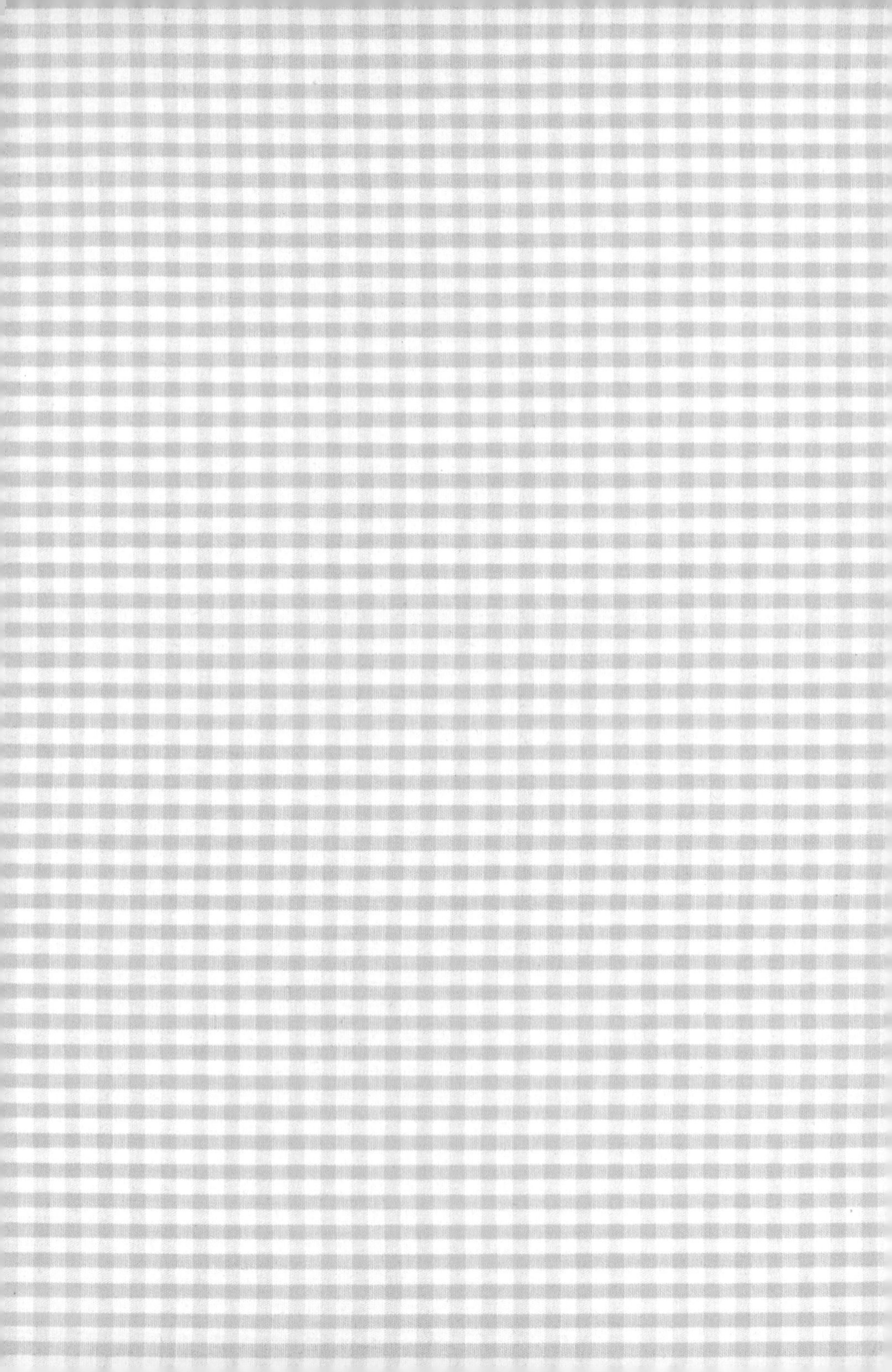